これでできる
参加型職場環境改善
Participatory Action-Oriented Training

トン・タット・カイ
川上　剛
小木和孝

[訳]
吉川悦子
小木和孝
仲尾豊樹
辻裏佳子
吉川　徹

公益財団法人大原記念労働科学研究所

ILO 刊行物中の呼称は国際連合の慣行によるものであり、文中の紹介は、いかなる国、地域、領域、その当局者の法的状態、またはその境界の決定に関する ILO のいかなる見解をも示すものではない。

署名のある論文、研究報告および寄稿文の見解に対する責任は原著者のみが負い、ILO による刊行は、文中の見解に対する ILO の支持を表わすものではない。

企業名、商品名および製造過程への言及は ILO の支持を意味するものではなく、また、企業、商品または製造過程への言及がなされないことは ILO の不支持を表わすものではない。

本書は ILO 本部（ジュネーブ）が下記の書名のもとに刊行した原著を、同本部の許可を得て訳出したものである。

記

Participatory Action-Oriented Training
これでできる参加型職場環境改善
Copyright © International Labour Organization 2011
All photos © Ton That Khai & Tsuyoshi Kawakami/ILO
日本語版翻訳権は 2012 年、公益財団法人大原記念労働科学研究所が許諾されている。

訳者はしがき

　産業現場に働く人々が積極的に参加して自分たちの労働条件、職場環境を改善していく参加型の取り組みが、国際的に大きく広がっています。わが国を含めて、多彩な業種で、職場における安全健康リスク予防とメンタルヘルス向上に、参加型の職場環境改善活動が大きな役割を果たすようになりました。国際的にも、国内でも、このよいきっかけとなったのが、この本で解説している参加型ですぐできる小さな改善を提案していく対策指向トレーニングの広がりです。とりわけ、小規模職場で自主的に取り組みやすい簡素なすすめ方を短時間のトレーニングで体得していく自助方式をとっていることから、中小企業、建設現場、家内工業、医療介護、小規模農業など多業種で応用されるようになりました。この新しい視点の参加型職場環境改善の具体的なすすめ方をマニュアル形式で解説している本書は、働く人々の安全と健康に取り組んでいる方々に大いに役立つと思います。その意味で「これでできる参加型職場環境改善」の訳書名としました。

　本書で解説している中小企業向けのワイズ方式や農村ウィンド方式は、よく知られています。国際労働機関（ILO）が「働きがいのある人間らしい労働」をめざした国際協力の有力な手法としてこの参加型トレーニングを取り入れたこともあって、今、多くの国々に広がっています。わが国でも、同じように、中小企業や医療介護、自治体職場などを含めて参加型トレーニングが広く取り組まれるようになりました。この国内外を通じた動向を反映して、メンタルヘルス向上に、同じ参加型で職場単位にすぐできる改善を行う「職場ドック」方式が広がっています。職場の人々が視点を広げて、良い点と改善点を討議し、すぐできる改善を提案し実施していくのが、新しい参加型のすすめ方です。こうした参加型改善を現場の条件に合わせてすすめるのに、このマニュアルが丁寧に解説しているように、伝統的な現状批判形式の小集団活動とは異なった、実際的なヒントが大いに役立ちます。

　このマニュアルでとりわけ注目されるのが、弱点を批判せず、現在ある良い実践を褒めて広めるポジティブなアプローチです。参加型のすすめ方ですから、当然に、参加者がグループ討議で改善策を提案していくボトムアップ方式ですが、現状批判から入らずに、現場にある良い実践を話し合って確認しさらに改善を重ねていくすすめ方は、たしかに新鮮な方式です。このようにすでに自職場にもある良い実践は、小さな改善の積み重ねに当たり、心身負担や作業場環境など多領域に目配りしていくのに大いに参考になります。現場の問題点や弱点でなく良い事例を討議して、小さくてもすぐできる改善策を実施していくステップバイステップのやりやすい方式になります。このポジティブな、褒め合う、段階的な方式である点に、この参加型対策指向トレーニング普及の理由を読み取れます。

　この参加型対策指向トレーニングの略称が本書で解説している「PAOT」方式です。Pは参加型、AOが対策指向、Tがトレーニングを示します。この方式のもう一つの大きな特徴が、地元にある良い事例写真とそうした実施可能な改善策の短いリストである「アクションチェックリスト」の活用です。このチェックリストは、よくある合否判別形式の伝統的なチェックリストとは異なり、その地元の条件ですぐ実施できる低コスト改善策を多領域で少数ずつ取り上げたものです。現場巡視でごく短時間に記入でき、記入結果から良い点・改善点をグループ討議にさいして提案しやすくするための実務的な提案方式チェックリストになっています。現場に働く人々は、そうした良い事例や低コスト改善策を日ごろから体験しています。そのリストにあるような、現状批判型ではない、アクション型のヒントを参考にして、日ごろの自分の知識経験をもとに、良

い点・改善点を提案しながら仲間と話し合うことができるというのが、アクションチェックリストを活用した多業種の共通経験です。この共通経験に根ざして、具体的な改善策を提案するためのアクションチェックリストが使われるようになったのです。ですから、このマニュアルでは、参加者がトレーナーの講義を聞く前に、開会式後すぐに一緒に現場訪問してアクションチェックリスト演習を行うよう、推奨しています。こうした、いわば手軽に使えるアクションチェックリストを良い事例写真などと一緒の「トレーニングツール」にしていくのは、実は、近年の国内外に共通した動きになっています。アクションチェックリストの使い方をグループワークの指針とともに分かりやすく解説している本書から、参加型の中核ともいえる自助の改善策提案を容易化する方式を読み取ることができます。

このマニュアルで示している参加型の多領域改善を支える最大のヒントが、現場アクション目標のグループワークを推進するファシリテーターの役割です。トレーニングの裏方に当たるトレーナー役を担うのが、このファシリテーターの役まわりになります。よいファシリテーターとなるために欠かせないヒントとスキル向上法が、参加型ワークショップ運営法とともに、詳しく述べられているのが、本書のすぐれた特徴になっています。アクション形式のツールとファシリテーターの役割を、その背景を含めて、大事なノウハウとして体得するのに、本書が役立つと期待しています。

ここに述べられている参加型職場環境改善のすすめ方は、現場の良い事例に学んで低コスト改善を段階的に実施していく「草の根」方式に当たります。それぞれの職場にある良い点と経験に根ざして、理論や問題点でなく実際的な解決策を話し合うのが、草の根の自助方式です。この意味の地元のよい実践を横に広げていくやり方が、今の内外の参加型に共通した利点であることを理解するのに、この訳書が役立てられるよう願っています。現場ごとの状況に合わせて改善を積み重ねる参加型方式には、アジア地域の、また国内の多くの仲間の貴重な体験が反映されています。その多くの内外の方々、とりわけ最近の参加型職場環境改善の利点を指摘してくださった現場やトレーナーの方々との共通経験がこの訳書にも反映されています。刊行に当たっては、大原記念労働科学研究所酒井一博所長、原知之所員にお世話になりました。これらの方々に、深く感謝の意を表します。

なお、本書は JSPS 科研費 25293122、15K11870 より一部助成を受けて作成されました。

このユニークな実務優先の本書の日本語版が、参加型の安全健康活動のよい参考書として活用されていくことを心から願っています。本書の内容や取り上げているヒント、助言について、読者の経験を聞かせていただければ幸いです。日本語読者のために、日本語文献を追加し、国内で使用されている職場環境改善のためのアクションチェックリストを特別付録として加えました。また、本書を訳者たちの経験をまとめた近刊『メンタルヘルスに役立つ職場ドック』と合わせて参照して、参加型の職場トレーニングについてのご意見を寄せてくだされば、今後の内外の仲間との協力に、安全健康な職場づくりの活動に反映させていきたいと願っています。

　2016 年 5 月

　　　　　　　　　　　訳者一同
　　　　　　　　　　　吉川悦子、小木和孝、仲尾豊樹、辻裏佳子、吉川　徹

序　文

　国際労働機関（ILO）はすべての労働者のディーセントワーク（働きがいのある人間らしい仕事）を推進するために活動しています。中小企業、インフォーマル経済、農業を含む草の根の職場における産業安全保健の改善は、私たちに共通した大きなチャレンジです。この課題を取り上げ適切に対応していけるようにするには、労働条件改善のための実際的で容易に適用できる方法論を開発することが必要です。

　参加型対策指向トレーニング（PAOT）は、自助による自主的なアクションに基づく職場のイニシャティブを支えていく実際的な方法です。このトレーニング方法は、現場の人々が地元で利用できる資源を用いて産業安全保健と労働条件をすぐ改善する対策を実施していくのにも役立ちます。このマニュアルは、職場でアクションをとれるようにすることに特に力点をおいて実際的な改善を立案していく経験と分析力をトレーニング参加者が身に着けられるようにします。このマニュアルでは、アクションチェックリスト、実際的な低コスト解決策、グループワークなどの参加型対策指向トレーニングで活用している便利なツール類を分かりやすく説明しています。また、マニュアルには、参加型対策指向トレーニングワークショップの企画と運営の方法が述べられています。

　このマニュアルは、ジュネーブの ILO 東アジア・東南アジア太平洋ディーセントワーク技術サポートチーム産業安全保健スペシャリストのトン・タット・カイ、ジュネーブの ILO 本部安全労働部産業安全保健スペシャリストの川上剛、労働科学研究所主管研究員の小木和孝の共著によるものです。この3人の著者は、参加型トレーニング方法論の開発と応用に協力して従事してきました。この方法論を用いたトレーニングワークショップは、小規模事業場、家内労働者、農民、医療労働者などのさまざまな対象群向けに 1998 年以来アジア、中央アジア、アフリカの多くの国々で開催されてきました。

　このマニュアル作成のために資金援助した ILO/日本の国際機関・援助国協力プログラムに深く感謝の意を表します。また、ベトナムのカント省保健部、特にそのカント労働衛生環境センター、カント医科大学、労働傷病兵社会省安全労働局の各スタッフ、ILO ベトナム事務所国家プロジェクトコーディネーターの Nguyen Van Theu 氏と ILO 東アジア・東南アジア太平洋ディーセントワークチーム事務局 Teerasak Siriratanothai 氏に大いに感謝します。

　多くの人々がこのマニュアルを効果的に活用し、協力活動を広げていくように期待しています。

　　　　　　　　　　　　　　ビル・ソルター（Bill Salter）
　　　　　　　　　　　　　　ILO 東アジア・東南アジア太平洋ディーセントワークチーム担当部長

目　次

訳者はしがき……………………………………………………………………………… iii

序　文……………………………………………………………………………………… v

略　語……………………………………………………………………………………… viii

第1章　参加型対策指向トレーニング（PAOT: Participatory Action-Oriented Training） ……………………………………………………………… 1

　Ⅰ．なぜ参加型アプローチが必要とされるのでしょうか ……………………… 3

　Ⅱ．歴史 ……………………………………………………………………………… 4

　Ⅲ．参加型対策指向トレーニング：自主的な改善アクションを支える新しい動向 …… 6

　Ⅳ．自主的な改善アクションを促進する方法 …………………………………… 8

　Ⅴ．PAOT プログラムの諸原則 ………………………………………………… 12

　Ⅵ．PAOT プログラムの共通特徴 ……………………………………………… 16

　Ⅶ．PAOT プログラムを持続させるための枠組み …………………………… 20

第2章　PAOT（参加型対策指向トレーニング）の実際的な応用 …………… 27

　Ⅰ．小規模事業場のためのワイズ・トレーニングプログラム-PAOT の典型的な例 … 29

　Ⅱ．農民のためのウィンド・トレーニングプログラム ………………………… 32

　Ⅲ．家内労働者のためのウィッシュ・トレーニングプログラム ……………… 34

　Ⅳ．小規模建設現場のためのウィスコン・トレーニングプログラム ………… 36

　Ⅴ．労働組合主導による産業安全保健改善のためのポジティブ・トレーニング
　　　プログラム ……………………………………………………………………… 38

　Ⅵ．ワイズ・トレーニングの応用域を広げたワイザー・プログラム ………… 39

　Ⅶ．廃棄物収集者の産業安全保健向上のためのウォーム・トレーニング
　　　プログラム ……………………………………………………………………… 40

　Ⅷ．環境保護を取り入れたワイプ・プログラムとアップル・プログラム …… 42

　Ⅸ．職場における汎発性および鳥インフルエンザ予防のための PAOT 活用 … 42

　Ⅹ．農業労働を通じた環境保護のためのグリーン・プログラム ……………… 44

　Ⅺ．まとめ …………………………………………………………………………… 44

第3章　アクションチェックリスト …………………………………………… 45

　Ⅰ．アクションチェックリストの構成 …………………………………………… 47

　Ⅱ．アクションチェックリストは PAOT に欠かせないトレーニングツールです …… 52

　Ⅲ．アクションチェックリスト演習は PAOT の最初の部分です ……………… 54

　Ⅳ．アクションチェックリスト演習を運営する方法 …………………………… 57

第4章　実際的な低コストの解決策 ··· 61

　Ⅰ．PAOT プログラムにおける実際的な低コスト解決策の有用性 ······················ 63
　Ⅱ．実際的で低コストの良い事例を選ぶ方法 ································ 63
　Ⅲ．写真を撮影し良い写真を選ぶこと ····································· 65
　Ⅳ．良い事例の写真と PAOT メッセージの伝達 ··························· 68
　Ⅴ．技術領域セッションの設計 ··· 70

第5章　グループワーク ··· 75

　Ⅰ．少人数によるグループワーク ··· 77
　Ⅱ．チームワークと合意形成 ··· 80
　Ⅲ．改善策の実施 ··· 80
　Ⅳ．まとめ ··· 87

第6章　PAOT ファシリテーターの役割 ······································· 89

　Ⅰ．よいファシリテーターとなるために欠かせないポイント ··············· 91
　Ⅱ．トレーナーとしてのスキルと知識を向上させる方法 ··················· 93
　Ⅲ．役立つフォローアップ活動のためのガイド ··························· 96

第7章　PAOT ワークショップの企画と運営 ··································· 101

　Ⅰ．PAOT ワークショップの企画 ··· 103
　Ⅱ．PAOT ワークショップの運営 ··· 106

終わりに ··· 110

参考文献 ··· 111

[特別付録] 参加型職場環改善のためのアクションチェックリスト例 ············ 115

　例1．職場ドック用チェックシート ······································· 116
　例2．作業改善アクションチェックリスト（POSITIVE トレーニング 30 項目版）··· 119

略　語

APPLE　　Asbestos Precautionary Programme by Local Empowerment（現場のエンパワメントによるアスベスト予防プログラム）

ILO　　International Labour Organization（国際労働機関）

JICA　　Japan International Cooperation Agency（独立行政法人国際協力機構）

PAOT　　Participatory Action-Oriented Training（参加型対策指向トレーニング）

PIACT　　International Programme for the Improvement of Working Conditions and Environment（労働条件環境改善国際プログラム）

POSITIVE　　Participation-Oriented Safety Improvement by Trade Union Initiative（労働組合主導による参加型安全改善、ポジティブ）

SIC　　Small, Inexpensive and Clever（スモール、インエクスペンシブ、クレバー賞）

TOT　　Training of Trainers（トレーナーのためのトレーニング）

WARM　　Work Adjustment for Recycling and Managing Waste（廃棄物リサイクルと管理のための労働適合、ウォーム）

WIND　　Work Improvement in Neighbourhood Development（近隣開発における労働改善、ウィンド）

WIPE　　Work Improvement for Protection of Environment（環境保護のための労働改善、ワイプ）

WISCON　　Work Improvement in Small Construction Sites（小規模建設現場における労働改善、ウィスコン）

WISE　　Work Improvement in Small Enterprises（小規模事業場における労働改善、ワイズ）

WISE-R　　More Work Improvement in Small Enterprises（小規模事業場におけるより多くの労働改善、ワイザー）

WISH　　Work Improvement for Safe Home（安全な家庭のための労働改善、ウィッシュ）

参加型対策指向トレーニング
(PAOT: Participatory Action-Oriented Training)

第1章

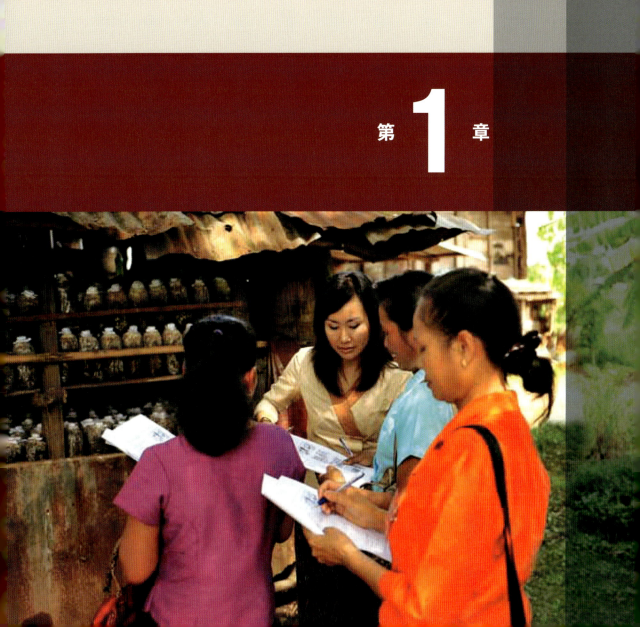

第1章

Ⅰ．なぜ参加型アプローチが必要とされるのでしょうか

Ⅱ．歴史

Ⅲ．参加型対策指向トレーニング：自主的な改善アクションを支える新しい動向
　1．優先事項を確認します
　2．実際的な解決策とアイデアを見出します
　3．現場にある資材とスキルを用います
　4．自助アプローチによる改善策を活用します

Ⅳ．自主的な改善アクションを促進する方法
　1．現場イニシャティブを支援します
　2．多面的な改善アクションを受け入れます
　3．段階的な進捗でさまざまな改善を達成します

Ⅴ．PAOT プログラムの 6 つの原則
　1．現場の実践の上に積み上げます
　2．成果に焦点をあてます
　3．労働条件と他の経営目標を結びつけます
　4．実行して学ぶことを活用します
　5．経験の交流を奨励します
　6．人々の参画を推進します

Ⅵ．PAOT プログラムの共通特徴
　1．解決策指向アプローチ
　2．ボトムアップアプローチ
　3．ポジティブアプローチ
　4．段階的アプローチ
　5．多面的で実際的なアプローチ

Ⅶ．PAOT プログラムを持続させるための枠組み
　1．ネットワークづくり
　2．実際的なトレーニング教材
　3．成果発表会

Ⅰ．なぜ参加型アプローチが必要とされるのでしょうか

インフォーマル経済と中小企業は、国の社会経済的発展に積極的に貢献しています。しかし、多くの開発途上国において中小企業がきわめて多数に増え、インフォーマル経済が増大していることにより、職場の安全と健康がますます懸念されています。多くの国で、すべての職場で産業安全保健について適切に管理する専門知識と資源が依然として不足しており、また中小企業は、競争のはげしい事業環境に対処するため強まっていく圧力にさらされています。

労働災害は引き続いて増加しており、この数年は毎年2億7千万件に達しています。最新の国際労働機関（ILO）の推計では、2008年に年間238万人の労働関連死亡が発生しています。知られているように、労働災害は死傷をもたらすだけでなく、労働者と事業者に損害を与え、生産を中断させます。これらの要因は、地域環境に損害を与え、地域社会に広汎な影響を及ぼすことがあります。最も貧しい人々、最も保護されていない人々、最も情報を得られない人々、トレーニングを最も受けていない人々が、最大の影響を受けます。女性、児童、障がいをもつ労働者、移住労働者、農村とインフォーマル経済で働く労働者が、多くの場合にこうした影響を受けます。

中小企業は、自分たちが抱える問題を確認し、改善するにあたって必要なアクションをとるために、実際的で容易に応用できる方法を必要とします。現場の知恵は常にそれぞれの地域社会に存在していること、現場の知恵を十分に活用することにより、現場の人々が数えきれないほどの創造的なアイデアを発展させるよう励ますことができることを、私たちは知っています。現場の人々によって行われているアクションがもっている実践的な特性を活用することが、参加型アプローチの目的です。参加型アプローチをとる場面では、インフォーマル経済と中小企業における取り組みが、成果の重要な部分を占めています。

現場の人々の知恵を活用する、こうした実際的な参加型アプローチは、国際的な産業安全保健の国内法および国際法の重要性をよく反映しています。また、こうしたアプローチは法規による要求事項を実施する強力なツールになっており、ディーセントワーク（働きがいのある人間らしい仕事）の実現に寄与しています。このことが、世界のさまざまな地域において政府、労働組合、経営者団体が参加型アプローチを広く応用しており、参加型アプローチを国の産業安全保健政策とプログラムに取り入れている理由です。各地の政労使は、法的な要求事項を満たしていくために、また方針決定における労使の積極的な参加を推進していくために、そして安全で健康な職場で働く労働者の権利を実現するために、参加型アプローチを応用しています。

したがって、参加型アプローチは、事業者と労働者の自主的な参加を促進することが生産性と労働条件の同時改善に向け重要な役割を果たすという中小企業のニーズに適しているといえます。

要約すると、インフォーマル経済と中小企業において参加型アプローチを取り上げる3つの主な理由があります。

- 職場の多面的な問題
- 実際的な解決策の必要性
- 現場の知恵の十分な活用

II．歴史

　参加型人間工学の専門家たちの主な関心は、中小企業が生産性を向上し、職場を改善していくことに役立つ適切な手段を確立していくことにあります。J.E.サーマン、A.E.ルズィーン、小木和孝の意見に基づくと、中小企業は、自分たちの問題点を確認して改善に必要なアクションをとるために、実際的で容易に応用できる方法を必要としています。したがって、事業者と労働者の自主的な参加の促進が生産性と労働条件の同時改善に向けて重要な役割を果たしている参加型人間工学アプローチは、中小企業のニーズからみて適切だとみることができます。

　ILOの支援のもとで1976年に開始された労働条件環境改善国際プログラム（PIACT）は、こうした国際的な取り組みのひとつです。このプログラムの経験は、トレーニングワークショップが参加型であって、自主的なアクションを十分活用するものであれば、中小企業はさまざまな具体的改善を行うことができることを証明しています。換言すれば、適切で直接的な支援を中小企業に行うなら、現場に存在している資源を用いた自助のアクションによって多くの改善を実現することができます。PIACTプログラムの積極的な成果に基づいて、J.E.サーマン、A.E.ルズィーン、小木和孝は1988年に実際的なトレーニングマニュアルである『より高い生産性とより良い働く場（Higher productivity and a better place to work）』を刊行しました。

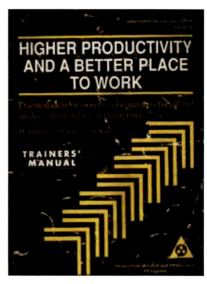

PAOTを最初にまとめたILO刊の『より高い生産性とより良い働く場』（1988年）

　1982年に、ILOのPIACT活動の協力のもとで、参加型対策指向アプローチに基づいたパイロットトレーニングプログラムが始まりました。このプログラムは、市場と競争する上でさまざまな困難に直面している小規模事業場における、労働条件と生産性の同時改善のための体系的なアプローチを採用しました。このアプローチは、労働条件を改善し同時に生産性を向上していく低コストの自主的な対策を中小企業がとるのを促進し支援するように設計されました。これらのパイロットトレーニングコースは、インド、インドネシア、フィリピン、タイ、アルゼンチンで成功裡に行われ、このアプローチを採用する中小企業が、事業者と労働者の両者にとって明らかな利益をもたらす実質的な改善を実施できることを示しました。その時以来、中小企業を支援する参加型対策指向アプローチは、アジアにおいて幅広く応用されてきました。ワイズ（WISE：Work Improvement in Small Enterprises，小規模事業場における労働改善）プログラムは、その代表的な例です。ワイズは1994年にフィリピンで命

名され、アジアと中南米の多くの国で大いに普及しました。安全・健康・労働条件における ILO 専門家たち、小木和孝、井谷徹、B.ソルター、川上剛は、こうした進展に対して多大な技術的支援を行いました。

ワイズと並行して、労働組合の主導による安全健康改善を支援する参加型対策指向プログラム（PAOT: 参加型対策指向トレーニング）が、公益財団法人国際労働財団（JILAF: Japan International Labour Foundation）のもとで、小木和孝、川上剛によって開発されました。このトレーニングプログラムは、主としてワイズの基本原則に基づいたもので、ポジティブ（POSITIVE: Participation-Oriented Safety Improvements by Trade Union Initiative, 労働組合主導による参加型安全改善）と名付けられ、パキスタンの労働組合で最初に行われました。現在、ポジティブプログラムは、バングラデシュ、中国、モンゴル、ネパール、フィリピン、ラオス人民共和国、タイ、インドネシア、東チモール、ベトナムの労働組合で行われています。

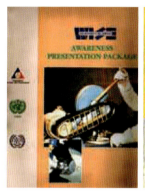
フィリピンで使われた初期のワイズ・マニュアル

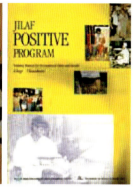
労働組合向けの参加型安全改善（POSITIVE）マニュアル（1997 年）

農民のためのトレーニングプログラムは、最初、1992 年にベトナムのカント省（訳注：現在はカント市）において、トヨタ財団の財政支援と日本の川崎市にある財団法人労働科学研究所（現・公益財団法人大原記念労働科学研究所、東京）の技術支援のもとで、T. T.カイと川上剛によって開発されました。南北ベトナムのいくつかの省（1994 年～1995 年）と、山岳地域少数民族（1996 年）とにおけるパイロットコースの成功を基に、このプログラムは完結したトレーニングパッケージとして確立され、ウィンド（WIND: Work Improvement in Neighbourhood Development, 近隣開発における労働改善）と名づけられました。ウィンド・プログラムは、フィリピン（1998 年～1999 年）、タイ（1999 年）でも試みられ、成功裡に適用されました。それ以来、ILO はウィンド・プログラムをディーセントワーク推進事業の中に採用し、アジア、中央アジア、中南米、アフリカにおける 18 か国に広げています。

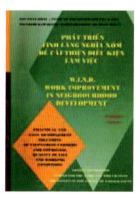
フィリピンとベトナムにおける農業の良い事例を示すウィンド・マニュアル（1998 年）

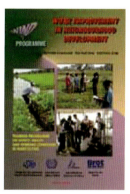
2005 年に出版されたアジア版ウィンド・マニュアル

ベトナムのカント省保健局の労働衛生環境センターは、参加型対策指向アプローチの諸原則を

地域の人々の自主活動を動機づける適切な方法として広く活用してきました。例えば、農村地域の保健センターにおける保健サービスの能力強化のためのトレーニングプログラムは、参加型対策指向アプローチに基づいて、カント省で実施されました（1997 年～2000 年）。その時以来、医療と予防における多くの改善が現場の保健スタッフによって開発されました。

同様のトレーニングプログラムは、幼稚園と小学校の労働条件改善を目的として、カント省ロンミ地区における農村の小学校教員支援のために活用されました（1998 年～1999 年）。

1998 年から 2004 年の間に、ドイツの非政府組織（NGO）の財政支援のもとで、ベトナムのカント省保健局労働衛生環境センターが、トレーナーのためのトレーニング（TOT：Training of Trainers）ワークショップを 17 回行いました。これらのワークショップは、ベトナム 63 省の実務者と各地域の専門家が、参加型対策指向アプローチを理解するのに役立ちました。これらのトレーニングワークショップの結果、多くの PAOT 活動が展開され、そうした活動は、農村地域社会における生活の質の改善、レストランにおける衛生状態改善、政府庁舎における労働環境改善、児童における事故とけがの予防、地域社会のデング熱予防を含む広汎な目的で実施されました。

現場の人々の日々のニーズにすぐに応えることにより、PAOT は、人々の生活、労働、健康と経済条件を改善するための実際的な方法として、ますます活用されてきています。

Ⅲ．参加型対策指向トレーニング：自主的な改善アクションを支える新しい動向

PAOT が取り組もうとするアプローチは、きわめてシンプルです。外部からの解決策を採用するかわりに、現場の人々の自主的な参加を推進します。PAOT プログラムは、現場の人々が、現場で利用可能な資源を用いてすぐにできる改善アクションをとるのに役立ちます。

1．優先事項を確認します

PAOT は、参加者が良い事例に目を向けるようにして、改善すべき点を取り上げて解決するための優先順位をつけることを可能にします。この自主的な自己アセスメントは、専門家が地域社会から優先事項を取りまとめ、その中の重要なものを選択するといった通常の地域社会評価法とはかなり異なります。いくつかの事例では、専門家が決定した優先事項が、参加者の主要な関心事項にいつも関連しているとは限りません。その結果、そのトレーニングが地域社会にほとんど効果をもたらさないことになります。私たちが学ぶ教訓は、外部トレーナーからみた優先事項は、地域社

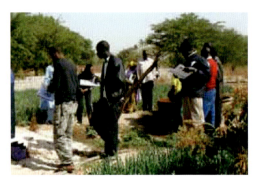

アクションチェックリスト演習では、改善アクションの優先順位を定め、実際的な改善策を判断することを学びます（セネガル）

会における優先事項でないことがあるかもしれないことです。

アクションチェックリストのようなPAOTの実際的なトレーニングツールに基づいて、参加者は、自分たちの優先事項を決定することができ、その優先事項について改善するための実際的な対策に向けたステップをとることができます。したがってPAOTは、異なったアプローチをとります。人々の弱点よりも強みからはじめて、PAOTは、彼らが自分たちでできるようにするための実際的なツールを紹介します。参加者は、基本的で多面にわたるニーズに目を向けるように、そして自分たちの優先事項を見つけるように奨励されます。その結果、彼らは目に見える結果を生むすぐにできるアクションをとります。そのようにして、これらの最初の小さなアクションは、さらに意義のあるアクションへと段階的に受け継がれていくでしょう。

2．実際的な解決策とアイデアを見出します

PAOTは、参加者が外部からの援助を探すことよりもむしろ、現場の人々がみずから実行できる実際的な解決策とアイデアを見出すように支援します。実際に、現場で利用可能な資材と資源を用いて、労働・生活条件を改善するための多くの低コストの方法があります。PAOTの経験でも、より多くの問題点が強調されると、地域社会はそれらの問題点にばかり注目するようになります。実際的な解決策こそが地域社会にとって意味があるのに、問題点の方に焦点をあてていると、改善のための指針は提供されないことになります。PAOTは人々が地域社会における実際的な解決策を見つけるように、そしてそれらの解決策を人々の労働と生活に次第に応用するように支える点に注目すべきです。PAOTは、人々が良い事例に目を向けるよう励ましますが、それを応用するかどうかの決定は人々自身に任せているのです。PAOTは、人々の改善アクションを達成するための財政的な支援を提供しませんが、その代わりに、現場で利用可能な資源を適用するように奨励します。

解決策指向アプローチは、PAOTが研究者、専門家、実務家に提案しようとしている強いメッセージです。過去において、多くの科学的研究は、諸事実の解明によって問題点の分析に焦点をあてていました。しかし、人々はすぐできる実際的な解決策を必要とします。今では、多くの専門家が、問題指摘型の研究は、問題点にたいする実際的な解決策を見出していく対策指向型の研究へとシフトする必要があることをますます認識しています。もし私たちが、可能なアクションとイニシャティブを見るよりも、問題点と制約条件に注意を集中させていれば、私たちは実行可能な解決策に到達することはできません。

このPAOTアプローチは、人々のニーズを特定することを目的とし、そして問題解決のための実行可能な対策を見出すのに役立つことを目的とする十分に実際的な科学的方法を尊重します。そのためには、現場の状況から始めること、人々が現場にすでに存在する実践を強めることに第一に注目するよう支えることが重要です。そしてその後に、アクションのための優先順位を確認し、さらに自分たちのイニシャティブによっていくつかの問題点を解決していく方法を確認していけるよう彼らを支援します。

3．現場にある資材とスキルを用います

　資材とスキルが利用可能な場合、すぐにアクションを取ることができます。しかし、複雑で洗練された解決策は、時に人々の取り組みを妨げることがあります。PAOTは、改善を実施するにあたって地域社会の参加を動機づけるように、現場にある資材とスキルを十分活用することに力点をおきます。

　外部からの支援を待ったり、財政的支援を探したり、トレーニングを長引かせたりする代わりに、現場にある利用可能な資源をどう活用するかを知ることが重要です。人々はシンプルで高価ではない小さな改善アクションから始めることができます。現場で利用可能な資材とスキルを用いることによって、改善のための費用を減らすことができ、そして、地域社会のもつ力を強めることができます。地域社会内の協力は、実際的な改善策と現場の良いアイデアを他の人々と職場に広げていくための好ましい条件を作り出します。

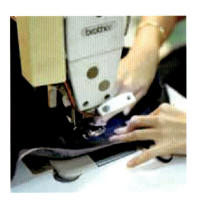

衣料品工場における局所照明の改善

4．自助アプローチによる改善策を活用します

　現場の人々によって実施された改善のどれもがもつ特性に注目しなければなりません。人々の自助努力する能力、自主的なアクションを行う能力を容易に認識することができるからです。実際、ある改善アクションを始めるにあたって、十分な財源、時間、努力を投資することは、しばしば困難なものです。PAOTは、それらの予備的なアクションとして、シンプルで低コストの容易に実施できる解決策に焦点をあてるよう人々を促します。それに加えて、強要されるよりも、やる気を伴って遂行する時に、改善アクションは加速して行われるようになるでしょう。

　PAOTは改善策がもつ自助の特性を支えます。そして、これらの改善策とそれによる利益との間の強い結びつきを示すことが、人々のイニシャティブを強化することをよく理解しています。現場の人々の自助のイニシャティブを刺激でき、維持できる実際的な参加型トレーニングのツールと方法を用いることが、ぜひとも必要です。

Ⅳ．自主的な改善アクションを促進する方法

　このPAOTプログラムは、参加者に具体的なガイダンスを提供するといった方法で通常実施されます。特に、「実行して学ぶ」過程がとても重要です。現場の利用可能なスキルと資源の十分な活用は、すぐの改善の実施において均等に強調されるべきです。解決策が多面的であり、実際的であるべきことを指摘することは常に有用です。したがって、このトレーニングプログラムは、地域社会の自主的な改善アクションの動機づけを促すために実際的なアクションに到達するに違いありません。次に示すような原則は成功のための鍵です。

１．現場イニシャティブを支援します

　現場イニシャティブを引き出すことは、人々にアクションをとるように動機づける実際的な方法です。PAOT は、現場の知恵が地域社会において常に存在することを示します。そして、彼らの利益について明確に説明することで、彼らが自主的に取り組むよう、私たちが創造的な方法で変化を始めるように人々を励ますことができます。事実、小さく実際的な解決策はより説得力があります。そして、この PAOT プログラムは、常に地域社会の中の実行可能な成果を探し、それをトレーニング教材として組み立てます。

　PAOT の長所は、解決策とアクションの実際的な特性に信頼をおく点にあります。実際に、１つの小さく本質的な成果は、専門家からの良い講義よりも地域社会に対して、より説得力があります。この点を考慮して、PAOT は地域社会にすでに存在する良い事例を探し、そして地域の人々のニーズを満たすために技術的なトレーニング教材の内容を徐々に豊富にします。

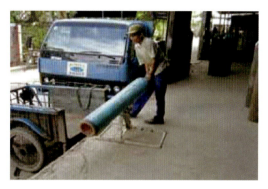

重量物の持ち上げを減らすためのシンプルな回転装置

　私たちの日々の労働や生活には常に困難があります。しかし労働をより効果的にする創造的なアイデアはどこでも見出すことができます。人々が自分たちの労働に熱中し、情熱的であれば、良い職場を作るための改善は通常存在しています。実際、人々は自分たち自身のアイデアと経験を用いて、これらの改善アクションを進展するための自由を必要とします。そして、PAOT はこのシンプルな要求と正確に一致します。これが、専門家と同様に、農民、労働者、管理監督者、衛生管理者によって PAOT が広く歓迎され、知られている理由です。

　要約すると、実際的な解決策は、地域社会と職場に常に存在します。しかし、これらは教科書と参考資料には記録されません。PAOT プログラムを担当するファシリテーターは、実際の職場を訪問する必要があり、現場の実際的な解決策を収集するための十分な時間を費やす必要があります。その後で、彼らは地域社会のニーズに適した異なったトレーニングの主題あるいは話題についてそれらの解決策を修正したり、分類したりするでしょう。

２．多面的な改善アクションを受け入れます

　現場の解決策が、教育、知識、スキル、経済状況のレベルによって一様でないことを、PAOT プログラムは理解します。したがって、完璧な解決策あるいはアイデアも、典型的なモデルもありません。人々が達成した解決策の価値を規格化することや、測定すること、資格を与えること、比較することは困難です。PAOT は人々が多面的な視点から、彼ら自身の問題を解決する機会を提供します。PAOT プログラムが、それぞれの異なった人々の仕事での経験に基づいて、彼ら自身のチェックリストを設計するように試みることは、理解できることです。定期的な

チェックリスト演習の実施によって、人々は多くの改善アクションを実行する可能性に気づかせられるでしょう。

　私たちは、地域社会の創造性と自助イニシャティブを確認することと、支援することによって、PAOT が現状の弱点を指摘することではなく、私達に役立つことを覚えていなければなりません。人々は極めて革新的です。私たちの支援する対策が適切で、前向きに彼らの創造性を刺激するのであれば、私たちは、彼らを単に教えるのではなく、それよりも彼らのイニシャティブと成果から多くの事を学ぶようになるでしょう。

　もしその地域社会がアクションをとらずに私たちからの助けと解決策を常に期待するのであれば、それは私たちの責任です。私たちのアイデアや解決策により彼らの優位に立ったり、単に従ってくるように頼めば、このような状況が生じる場合があります。

　PAOT は私たちにポジティブな考えを与えます。すなわち**多面的な解決策**です。 アクションチェックリストについてはこのマニュアルの別章で詳細に説明されますが、このアクションチェックリストを通じて、PAOT は私たちが多面的な視点から諸問題を解決することを助けます。

　誰もが知っているように現実の労働と生活では、地域社会が技術者または専門家の介入を必要とするような、いくつかの複雑な課題があります。しかし、その地域社会によって即座に解決できる多くの問題があります。

- もし私たちが、一つか二つの複雑な課題のみに焦点をあて、彼ら自身の解決策を見出だすように人々を励ますことに苦心しても、これらの課題が彼らの優先事項ではないかもしれないので、私たちは彼らの参加を促すことが極めて困難であると確実に気づくでしょう。
- あるいは、もし私たちが、その地域社会の問題を解決するための一つか二つの解決策を紹介するのみで、人々にそれらを適用するかどうかを尋ねるとすると、私たちはその地域社会からの一連の要求（例えば、資材、技術、財政的援助の提供）に直面するでしょう。

　その地域社会の狭い選択肢の代わりに、PAOT は、彼らの視野を広げるための多面的なアプローチを提供します。シンプルで、より容易で、最も緊急の項目は、外部からのいかなる援助なしで最初に取り組まれるでしょう。この試行的な成果に基づいて、人々はその後に、より複雑な改善アクションか問題を探すでしょう。それ以降、彼らは確実により多くの時間とより多くの資金を提供するでしょう。そして、彼らは時折解決策を見出すさいに技術的支援をより経験のある人々に求めるでしょう。この場合は、たとえ彼らが専門家からの技術的助言を求めているとしても、人々がその問題を解決することで彼らの全体的なイニシャティブをいまだ行使しているのです。

3．段階的な進捗でさまざまな改善を達成します

　PAOT プログラムでは、従来のアクションの実際的な経験のうえに作られた新しいアクショ

ンは常により良いに違いないと考えます。いくつかの小さい、シンプルで、低コストのアクションをまず試し、そして徐々にそれらを改善することで、人々は彼らの労働と経済的環境における限界を忘れて、実際的な解決策を探すためのポジティブなアイデアをとるでしょう。

現場の人々が漸進的で継続的な変化を生じさせることに興味を持つのであれば、その改善アクションは確実に完成するでしょう。PAOT は、たとえアクションが完璧でないかもしれなくても、次のアクションをとるように人々を常に励まします。この PAOT におけるグループワークは、明確に協力的な雰囲気をもたらします。事実、参加者が同じ職業についているか同じ目的を有するならば、解決策はより実際的です。実際に、個人の態度の変化は、グループワークの支援を通じて実現することができます。実際的な解決策を見出す少人数のグループワークをひんぱんに組織することが、地域社会に基盤をおいたアクションを推し進める主力となるのです。

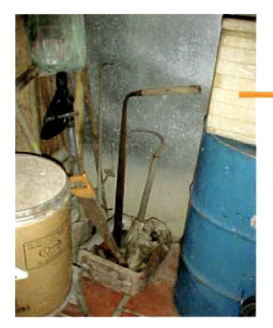
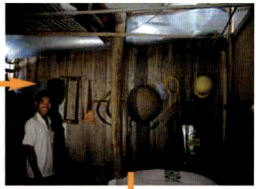
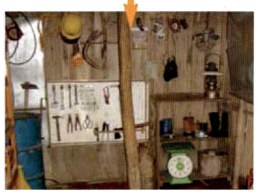

農民の家における道具の「決まった置き場所」を設ける改善過程

近隣開発における労働改善（ウィンド）プログラムの成功は、このプログラムに参加した最も貧しい農民でさえも、最小限の利用可能な材料と資材で、シンプルで、低コストの諸改善策を実施できることを証明しました。ウィンド・プログラムの成功への鍵は、現場の良い事例を尊重し、大事だと認めたこと、そして、男女平等も尊重し重んじたことです。私たちは、通常、ウィンドワークショップに参加するために、農民の夫婦（妻と夫）を招いています。このアイデアは、男性にも女性にも、彼らの農村や彼らの家庭において、どんな変更を行う場合でも、強い責任感を作り出します。

PAOT は、自主的な参加を促進するために、地域社会の現実的な側面に注意を払います。事実、人々はいくつかの改善アクションを始めるために、時間、努力、資金を必要とします。もし、提案されたアクションが高価であり、多大な時間を費やすようなものであれば、人々は活動に参画することを躊躇するでしょう。この躊躇は、いくつかの理由で理解することができます。

- 人々が変化を始める時、彼らは完璧で完成した例を持ちたいのです。この熱意は、多くの場合に無意識に人々の最初のアクションを遅らせて、彼らの自助イニシャティブの阻害にさえなります。
- しかし、何人かの人々はより実際的です。たとえこれらのアクションが完璧でないかもしれなくても、彼らは小さな改善から始めます。

PAOT は、人々の改善を徐々に高めていくことを目的とした彼らの段階的なアクションを支援します。完成した解決策を見出す方法を強調するよりも、PAOT は、小さく、シンプルで、低コストのアクションをまずは試みて、そして徐々にそれらを改善するように彼らを励まします。このようにして、人々は自分たちの限界を忘れて、実際的な解決策を探すために、ポジティブな立場をとるのです。

V．PAOT プログラムの 6 つの原則

1．地元の実践の上に積み上げます

外部の人による例を探すのではなく、私たちの職場の中で共通して使われているシンプルな改善に焦点をあてます。これが PAOT プログラムの開始時に本当に役立つ実際的な助言です。改善の実施を促進するために、職場にすでに成功裡に活用されている応用可能な現場の解決策を選びます。これがポジティブな成果に至る、実際的で、より取り組みやすく容易な方法なのです。私たちは皆、変化をもたらす最も容易な方法は、自分たちの条件に適したすでに存在する改善を応用することだと知っています。

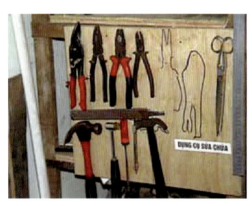

地元の材料で作った道具の「決まった置き場所」

そして、先進的な技術や機器を持たないために改善を行うことができない、という言い訳が常になされます。もし、私たちが、新鮮でポジティブな視点で自分の職場や地域社会を見まわす小さな努力をするならば、私たちは確かに低コストで行われた多くの良い事例を見出すでしょう。

地元にある良い事例は、試行的なアクションを躊躇したり拒絶したりする人々に、具体的で、確信の持てる教訓を示します。まさに、現場の良い事例を収集することは、PAOT ファシリテーターの主要な役割の一つです。私たちは、いかなる地域社会、いかなる職場でも、多くの良

い事例と応用可能な解決策を見つけることができます。これらの現場にある良い事例は、限られた条件の中においても、アクションをとることができ、解決策が実際的な方法で達成されることを、はっきりと人々に物語っています。現場の人々によって作り出された良い事例は、現実的で親しみやすくみられることを誰も否定できません。

「地元の実践の上に積み上げます」は実際的で現実的なアプローチです。このアプローチは、柔軟であって、教科書モデルを学ぶ代わりに具体的なアクションのために自分の能力を使うことを支援します。地域社会における良い事例を収集することに一層努力することにより、私たちは、同様な条件や状況下にいる多くの人々の改善を促進する優れたツールを開発することができます。

2．成果に焦点をあてます

職場と地域社会から良い事例と価値ある成果を収集します。それらの成果を褒めたたえて学び、間違いや小さな欠点を批判しません。このことにより、管理者と従業員の間のコミュニケーションと対話が改善され、彼らの活動への参画を支援します。

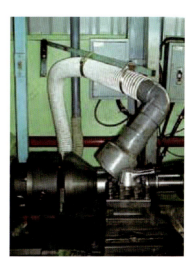

機械工場におけるシンプルな局所排気装置

その地域社会にすでにある成果に焦点をあてることは、いっそうの改善アクションを促進します。訪問者から褒められることを皆が好むのは事実です。反対に批判されたり、けなされたりすれば、人々は怒ってしまいます。私たちは、誰かが問題点を指摘する以前にすべての人々が自分の問題点を認識していると気づくべきです。私たちが人々の弱点を指摘すれば、傷つくし無意味です。そうすると、あなたのプログラムでは、彼らは確かに積極的には参加しなくなり、ある場合にはあなたの支援を求めるのを躊躇するようになります。人々が以前に行った成果を褒めることは、人々がよりいっそうのアクションをとるように動機づけることになります。

地域社会で達成された小さな成果が、外部の専門家の良く組み立てられた多くの理論よりも、現場の人々にとってはより確信を与えることができることは、多くの場合に事実です。私たちは、人々を批判したり、意気消沈させることは忘れ去るべきです。その代わり私たちは、現在の状況をポジティブにみるべきであり、いくつかの改善アクションを始めるよう地域社会を励ますことに努めるべきです。私たちは、同様な状況にある人々によって作り出された解決策を人々に紹介することができます。そうすれば、人々は自分たちが何をすべきか、どういう変化を行うべきかを理解するでしょう。

弱点の代わりに、良い点に焦点をあてることで、ポジティブで創造的な視点がもたらされます。私たちは、明瞭でシンプルな解決策に注目すべきです。小さいが目に見える成果は、他の人々がポジティブな変化を行うよう刺激するでしょう。

3．労働条件と他の経営目標を結びつけます

　私たちは、労働が私たちに、収入、達成感、協力をもたらすことをよく知っています。労働は誰にとっても不可欠なものです。人々の生活は日々の労働の連続です。日々の生産に関係した問題の解決策は、労働条件の改善策でもあります。より良質な生産物は、より良い労働条件のもとで作られます。より良い労働条件への投資が、追加のコストだけをもたらし、効率を向上したり収入をもたらしたりしないという考えは事実ではありません。その反対に、安全と健康を改善することは、あなたの生産目標を達成する最も早い方法です。

　私たちは常に生産物の質について話し合いますが、時としてその目標に到達するための当初の投資と努力をしばしば忘れてしまいます。地域保健センターが掲げる、「すべては患者のために、すべては健康のために」という美しいスローガンは、医師と看護師が乱雑で快適でない労働環境で働いているならば、患者にとって確信をもつことができなくなります。

　私たちは、同じ考えを家庭生活に応用することができ、効率と改善の間に強い結びつきがあることを見出すことができます。私たちは、この原則から多くの利益を得ることができ、そのポジティブな効果に驚かされます。

4．実行して学ぶことを活用します

　多くのトレーニングコースは、知識の伝達から始まり、それから態度と実践へと進みます。しかし、この伝統的な教育スタイルを現場トレーニングに応用する時には、私たちは知識と実践の間の大きな（時には無限の）ギャップにしばしば直面します。言い換えれば、トレーニングの参加者たちは、知識をアクションに転換するために時間が必要です。この時間は、人それぞれによって長かったり短かったりしますが、時には一生かかることもありえます。このことは、トレーニングを受ける人の中には、知識をアクションに転換する困難さのために、すでに知識を持っていてもそれを応用できない場合があることを意味しています。例えば、喫煙は健康に有害であることを誰でも知っていますが、多くの人々は依然として喫煙しています。

　このギャップを埋めるために、PAOTは通常の教育の長い過程をふまずに、より短い方法を採用します。これが、「実行して学ぶ」アプローチです。まず始めにアクションを行い、その結果を評価します。もしそのアクションがよければ、引き続いてそのアクションをより明確に学び、理解し、さらに次の可能性あるアクションを行います。このアプローチは模倣とは異なります。模倣は同様の状況下でしか応用できないアクションです。しかし、「実行して学ぶ」原則は、より創造的で具体的なアイデアを必要とします。「実行して学ぶ」アプローチは、技術的および組織的なバリアを除き、私たちの改善アクションを持続さ

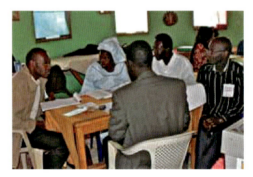

セネガルで行われたPAOTワークショップにおける優先改善策を確認するためのグループ討議

せます。

　私たちが地域社会の人々を訪れるとき、人々は技術的な援助を求めたり、トレーニング活動を求めたりすることがあります。トレーニングコースの開催が実際に必要なこともありますが、お金や時間をかけるに値しないコースがあることもまた事実です。トレーニングコースによって地域社会の人々の知識を高めることに集中する代わりに、ニーズに適合した小さな試みを行うよう人々を励まします。このシンプルなアイデアが多くの解決策を作り出します。

　　あなた自身以上にあなたの仕事を理解することは誰もできません。あなたの職場を新鮮な目で見て、あなたの現在の状況を改善する方法を思いつき、試みるようにします。

　地域の現場の人々は、具体的なアクションをとり始め、グループワークを行うときに素晴らしいアイデアを作り出すことができます。彼らの知識と技能には限界があることもありますが、より良い解決策を見出そうとする彼らのイニシャティブと新しい考え方は、成長し続けるでしょう。現場の人々にとっては柔軟性が大切です。私たちは、人々のアイデアを制限するようないかなる技術的枠組みも当てはめるべきではありません。

　PAOTは、アクションチェックリスト実践の活用、経験を共有するためのグループワークの実施、優先項目の確認、アクションプランの作成、それぞれの改善に要する時間の推定などのそのような諸活動を通じて、「実行して学ぶ」アプローチに私たちが慣れるように支援します。

5．経験の交流を奨励します

　成功体験の交流は、改善アクションのますますの普及に役立ちます。経験交流は地域社会の自立努力と熱意を刺激することができます。このことは、アクションを強化し、トレーニングプログラムの内容が自分たちのためのものであるとの感覚を強めるのに役立ちます。

　多くの職場からの良い解決策を討議し、共有すること、お互いの職場を定期的に訪問することは、人々の視点を広げ、解決策をより適したものにするでしょう。グループ討議を励ます支援を推進し、そうしたグループが継続して協力し合うように奨励策を講じることが必要です。グループ討議では、改善の最終成果物の交流が行われるだけではなく、たとえば、改善のための意思決定、技法、技能、必要な資材などの改善実施のステップについての討議も行われます。

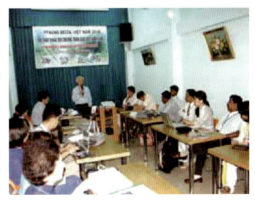

ベトナムのカント市で行われた成果発表会での経験交流

　経験交流の推進は、仲間と隣人間の友情と協力を発展させ、友好的なチームを築き、同時にグループワークに対する奨励策を提供するでしょう。ある人々の成功は、同様の状況下におかれている人々のアクションを動機づけ、刺激するこ

とが知られています。

　生活と労働における成功した話を共有し、また、生活様式における良い事例を褒めるためのさまざまな成果発表会を開催することは、地域社会の人々がさらなる改善アクションをとり、より良い解決策実施に向けて継続的に取り組むように動機づける実際的な方法です。

6．人々の参画を推進します

　地域社会の人々は、日々の労働経験を通して自分たちの条件を最もよく理解します。ですから、地域社会の人々が自分たち自身の問題を解決していくようにするべきです。地域社会の人々の参加を推進することは重要な課題です。地域社会の人々のアイデアと助言は、大いに価値があります。人々が、自分たちの小さなアクションが評価されるとき、人々は一層改善を行うことに確信をさらに抱くようになります。

　提案されたアクションは、通常、人々の知識、動機、善意によって決まります。地域社会の人々のアイデアを見下したり、軽んじたりすれば、私たちは地域社会の人々の参加を促進することに確実に失敗します。この失敗を避けるために、PAOT は、異なった地域社会の人々の見方を私たちが柔軟な方法で理解するのに役立っています。

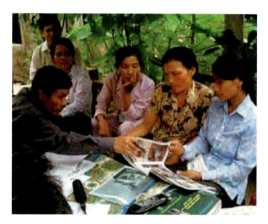

農村地域で農民ボランティアにより開催されたミニウィンド・ワークショップ

VI．PAOT プログラムの共通特徴

1．解決策指向アプローチ

　今日、多くのトレーニングプログラムは、参加者が活動の中心となる「参加者主体の学習法」を採用しています。参加者が知識を求め、参加者自身でその概念を考え、理解する方法です。要約すると、参加者は質問者と問題を解決する者の役割を担うのです。この方法は、知識の伝達と学習内容の範囲のようなすべてのトレーニング活動において、トレーナーが中心となるといった受け手が受け身となったり、トレーナーが指導するだけの従来のトレーニングスタイルを打破するものです。これはアクティブなトレーニング方法の概要です。この方法は、参加者の知識の探求を助けるだけでなく、彼らの態度と実践の変化にも焦点をあてています。

　PAOT は、良好実践を共有する過程の中に、実践学習中心理論を採用しています。しかし、PAOT が他のアクショントレーニングの方法と明確に異なるのは、知識の習得の代わりに、参加者の実際的なアクションに焦点をあてていることです。PAOT では講義はありません。ト

レーナーやファシリテーターは、現場の良い事例とアイデアを示すのみで、参加者自身が考えることを刺激します。したがって参加者は、技術、原則、定義、または理論を学ぶために、多くの時間を費やす必要がありません。これらのことは、教科書、マニュアル、専門書から見出すことができます。PAOTではこうした学習は行わず、現場の良いアイデアと解決策を大いに支援するトレーニング方法を使用して、参加者自身が積極的に解決策を見出すことを刺激します。

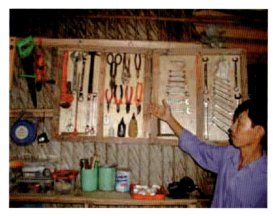

実際的な解決策は、PAOTワークショップに出席した参加者の自助努力を励ますために大いに役立ちます

この方法を採用するために、PAOTは次のことを前提としています。
- PAOTでは、参加者は日常生活での経験、トレーニング経験や関連する情報を通じて、この問題に関連する技術的な知識を会得しているものと想定しています。
- したがってPAOTのトレーニングの過程では、技術的知識を伝える過程を省略します。
- PAOTは、PAOTトレーニングプログラムの技術領域セッション全体を通じて、すべての参加者が多くの実際的な良い事例を習得するものと想定しています。

ファシリテーターは、こうした実際的な解決策を、参加者各自の状態にあわせて適切に適用するよう推奨するだけです。参加者は、まずチェックリスト演習を行い、次に、利用可能な知識を活用して優先度の高いアクションを確認し、実際的な解決策を見出します。

他のトレーニング方法と同様に、PAOTにもやはり、ある程度の限界があります。児童に対する指導や情報技術、バイオテクノロジー、電気技術といった新しい技術の指導には適用できません。しかし、PAOTはすでに存在する現場の良い事例を共有し、地域社会の人々の自主的なアクションを奨励することには、非常に大きな力があります。

2．ボトムアップアプローチ

PAOTの技術的内容の基幹となるのは、実際的で低コストな優れた解決策です。これらの実際的な解決策は、図書館、書物、参考書類の中ではなかなか見出すことはできません。PAOTプログラムでは、通常、ファシリテーターやトレーナーが地域や職場を隅々まで歩き回って実際的な解決策を収集し、トレーニングの教材やツールを作成します。各ユニット、各家族、各地域社会には独自の特徴があるため、技術的内容は同じであってはいけません。参加者のニーズとレベルに応じたものである必要があります。

PAOTは、シンプルで、低コストのよい解決策を大変重要なものと考えるトレーニング理論です。トレーナーやファシリテーターは、そのために多くを語らず、参加者が自分で解決方法を見出すことを促します。

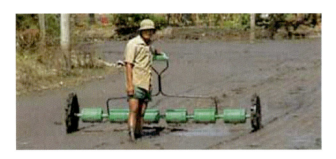

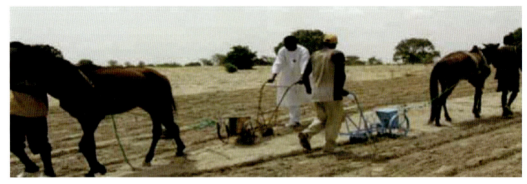

地元の農民が作成した直線播種装置。こうした装置は地域で異なります。上の写真は、ベトナム南部で用いられる直線播種法ですが、下の写真のシステムは、アフリカで共通して使用されています。

3．ポジティブアプローチ

　今まで述べてきたように、PAOTはポジティブな点、良い成果に焦点をあてます。そのため、PAOTトレーナーは、職場や地域の良い点をできるだけ多く理解し、また見つけるために、ポジティブである必要があります。

　PAOTでは、ファシリテーターが、良い事例を観察し、現在存在している条件をさらに改善する適切な方法を探すように励まします。人々が解決策を見出すよう支援すること、そして決して彼らの弱点を批判しないことが、ファシリテーターの主要な課題です。PAOTプログラムでは、人々が改善策を討議するさいに、「問題点」とか「悪い点」とかいう代わりに、私たちは常に「改善点」という表現を用います。このような参加型の取り上げ方によって、私たちは、人々が自分の解決策を見出すよう促進することができるのです。アクションチェックリストは、参加者が自分たちの改善点に優先順位をつけ、実際的な解決策に到達できるように支援する実際

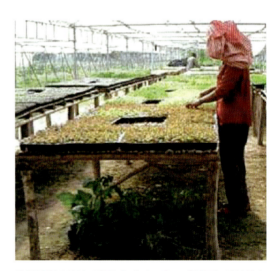

作業は肘の高さで行われます。カンボジアにおける良い事例

的なツールなのです。

　PAOT と対照的に、伝統的なトレーニング方法では、トレーニング活動や支援を行うさいに、人々の弱点や困難な点に焦点をあてる傾向があります。このようなやり方では、トレーナーは、よく参加者を支えたいと思っている人でも、トレーニングで修得する内容を一方的にもちこんでしまう傾向があり、参加者が実際的な解決策を自分たちでみつけていくイニシャティブを発揮するよう動機づけるのが難しいと感じてしまうことがよくあります。このような方法は、そう意図していないままに参加者の創造性をそぐことになり、したがって、参加者は自分たちで解決策を見出す代わりに、外部の人が教えてくれるアイデアを待つようになってしまいます。

４．段階的アプローチ

　PAOT は、小さな、実際的な、ステップバイステップの解決策を目標にします。そうした解決策はいつも 100％完成しているわけではありませんが、目に見える利益をもたらし、現場の人々によって受け入れられる解決策です。

　弱点やネガティブな点を見ようとするかわりに、PAOT トレーナー（またはファシリテーター）は、常にポジティブで強みをもつ点に注目します。シンプルで小さなものであっても注目します。そして、現場の人々が自分たちの改善アクションを行っていけるように励まします。こうした段階的な解決策を行うよう現場の人々を支援するために、フォローアップ活動は常に重要です。このアプローチを基にすることにより、現場の人々は継続的に改善点を探し出し、段階的に改善していくようになるのです。

　伝統的なトレーニングでは、トレーナーによる評価と監視が、重要なプロセスだといつも考えられています。それと対照的に、PAOT では、参加者自身によるアクションにもっと注目し、改善アクションをとれるように実際的に支援し、さらに参加者が自分で行った改善成果から学習していくように援助します。

５．多面的で実際的なアプローチ

　PAOT トレーニングは、幅広い範囲を取り上げます。一つ一つの要因や特定の問題に焦点をあてるよりも、現場の労働と生活の多くの側面をみようとします。トレーニングを特定の問題や解決策に限定してしまうと、その影響で、いくつかの地域では改善アクションをとること自体が難しくなる場合もありえます。多面的なアプローチは、優先するアクションを参加者が柔軟に決めていくのに役立ち、自分たちの解決策を自由に作り出すことができるようにします。PAOT は、人々が自分たちの多面的なニーズを新鮮な目で見直すように援助し、人々のイニシャティブを支えます。

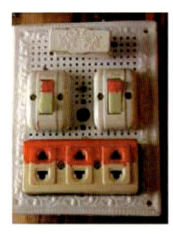
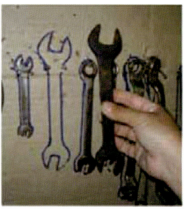
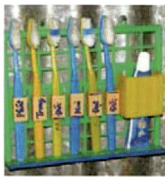

識別を容易にします

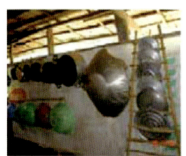
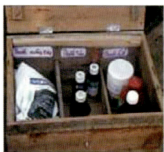
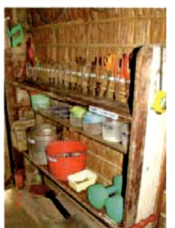

ベトナムの農家における良い事例群

Ⅶ．PAOT プログラムを持続させるための枠組み

　PAOT の方法論は、主として、現場で利用可能な材料と技能を使って継続的にアクションを行っていこうとするように人々を動機づけることに焦点をあてます。すべてのアクションは、外部の専門家の助言や財政的支援を待たずに行われる自主的なものだということを念頭におくようにします。PAOT アプローチに基づくトレーニングコースは、参加者の自助努力に依拠するものですから、どのような改善でもその実施に先だって、参加者を動機づける仕組みを作っておくことが必要です。

1．ネットワークづくり

　PAOT アプローチでは、チームの能力形成に依拠して活動しますが、その場合、プログラム継続の礎石となるのは、その地域の改善アクションを収集し、フォローアップ活動を組織するための現場ネットワークを形成することです。私たちは、国（または県）レベルから草の根（職場または地域）レベルまでつながっている連携体制を確立することが不可欠だと考えています。このような仕組みは、現場の人々の改善アクションを維持する、具体的で責任ある管理の枠組みにあたります。このネットワークを作り上げるにはいくつかの方法がありますが、最低限、次に示

すような二つの異なったチームを作ることが必要になるでしょう。

- PAOT コアトレーナー（ファシリテーター）：このチームは、PAOT プログラムの基幹部隊です。コアトレーナーたちは、地方政府、担当部局、諸組織と連携して、PAOT プログラムを維持し、広める中心的な役割を担います。PAOT コアトレーナーは、国ないし県レベルの可能性ある実務者の中から、慎重に採用されるべきです。そして、以下の目的を達成するための包括的なワークショップを実施します。
  - PAOT 諸原則と PAOT トレーニングツールについて具体的な知識を提供すること。
  - PAOT コアトレーナーの主要な役割について理解すること。
  - チームワーク能力のエンパワメントを行うこと。
  - フォローアップ活動と技術的支援を交流すること。
  - 異なった社会的健康関連課題に関しての介入型研究活動の実施または PAOT アプローチの実際的な応用を奨励すること。

- PAOT コーディネーター（または PAOT ボランティア）：これらの人々は、PAOT コアトレーナーの指導のもとで自主的に活動する、草の根の活動家たちです。PAOT コーディネーターは、通常は、事業主、地域の担当部局ないし地方政府の長、女性組織、農民組織、慈善団体などの積極的な支援のもとで養成されます。彼らは地元のカウンターパートとして、草の根チームを形成し、職場でシンプルな PAOT トレーニングワークショップ（ミニ PAOT）を実施し、現場の改善アクションを支援し、定期的なフォローアップ活動を組織します。彼らはまた、改善アクションを報告する仕組みともなります。

- ミニ PAOT は通常の PAOT とは異なります（詳細は第 7 章参照）。ミニ PAOT は一時間程度の時間内で、PAOT コーディネーターが推進者となって約 7 〜 8 人のメンバーを対象に職場で直接行われます。ミニ PAOT では、PAOT コーディネーターは、アクションチェックリスト、改善写真シートなどのシンプルなトレーニングツールを用い、グループ討議を組織します。

PAOT コーディネーターは、PAOT コアトレーナーが中心になって企画する地元でのワークショップに参加することが必要です。このワークショップの目的は、以下の通りです。
- PAOT の技術的な必要事項を伝達すること。
- チームワーク能力を形成し、実施する諸課題を共有すること。
- 職場でミニ PAOT ワークショップを組織するさいの手順を明確にすること。
- 成果のあがるフォローアップ活動をどう継続するかを知ること。
- 改善アクションを現場にフィードバックする適切な報告体制を作ること。

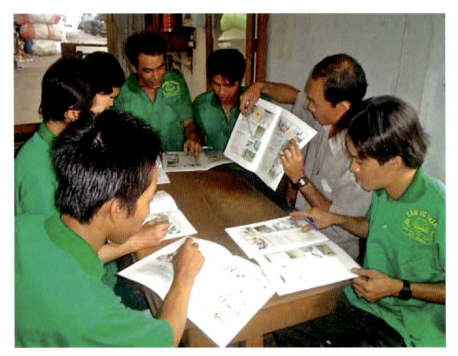

ミニワイズ・トレーニングワークショップで、労働者にアクションチェックリストの使い方をワイズ・ボランティアが説明

2．実際的なトレーニング教材

　一連のトレーニング教材は、PAOT コーディネーターが職場でミニ PAOT を行うために必要なものです。私たちは PAOT コーディネーター用に、シンプルで実際的なトレーニング教材を準備しますが、その典型的な教材となるのがアクションチェックリストと良い事例を示す写真群です。地域の人々と良い事例を共有するためのいくつかの方法があり、例えばマルチメディアプロジェクターやビデオカメラですが、これらは電源と取り扱い機器を必要とするので、すべての職場において利用することはできません。実際的なやり方は、シンプルで、どの職場でも、どの条件下でもすぐ利用できるようにしておくことです。

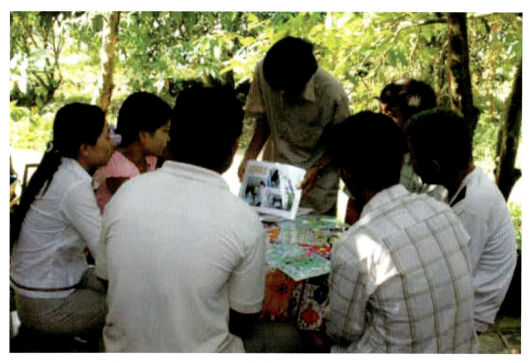

ウィンドの農民ボランティアが農村地域でミニウィンド・ワークショップを開催

－ 地元のさまざまの良好実践事例を示す写真シート集：PAOT ファシリテーターのネットワークに基づいて、その地域で収集した地元のイニシャティブとアイデア群をよくしめす良好実践事例を適切な方法でまとめます。写真シート集は、職場のミニ PAOT ワークショップで、参加者が共有できるシンプルなトレーニングキットとして PAOT ボランティアに提供されます。この実際的なトレーニング教材は、どの職場においても有効です。そして、初歩的な改善アクションをどのように始めたらよいかについて、実際的でシンプルな方策を現場の人々に提示しています。

－ アクションチェックリスト：アクションチェックリストは、PAOT 方法論にしたがった強力なトレーニングツールです。このチェックリストは、参加者がチェックリスト演習で職場を巡回するときに、自主判定ツールとして用いられます（これについては、次章でより詳細に紹介します）。

－ 職場記録用チェックシート：アクションチェックリスト

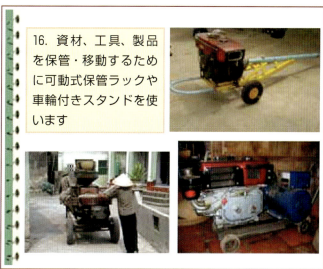

写真集の一例

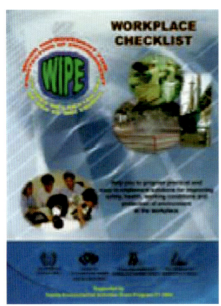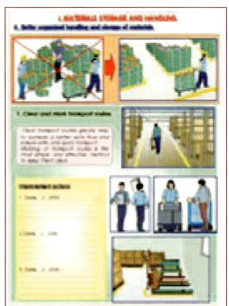

ベトナムで使われた職場チェックリストの英語訳

は、トレーニングツールに代わって日常的な職場の現状判定ツールとしても使用することができます。現場の人々は、このアクションチェックリストを、日々の自主判定に使用することができます。自主判定用には、特定の期間内に実施することを提案したアクションをメモしておくのに用い、そのアクションの成果を記録することができます。したがって、自主判定を容易に行えるように、また改善アクションについての自己記録活動を早く行えるようにするために、アクションチェックリストを実際的な使用に適しているようにデザインするようにします。こうしたシンプルな活動記録は、現場の人々が他の改善アクションを考える前に、すでに計画した改善アクションを思いおこすメモ用紙の働きをするのです。

- **フォローアップ用ポスター**：実用的にデザインされたフォローアップ用ポスターは、現場の人々が自分で計画したアクションの合意形成と一定の期間内に達成すべき成果とを示すうえで、大いに役立ちます。すべてのアクション項目が一枚の紙に記載されているポスターは、改善アクション実施状況の判定とその結果記入を簡単に行えるようにしたものです。一目で誰もが、とりわけ外部の人や改善評価メンバーが、改善アクション提案数とそのうちいくつのアクションがその職場ですでに実施されたのかを、容易に確かめることができます。小さな丸印につけた黄色のマークは提案した改善計画を、赤色のマークは達成されたものを表しています。

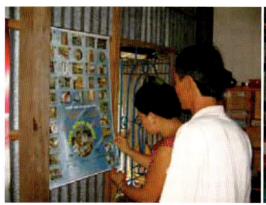 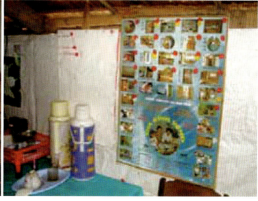

農民と家内労働者用に特に作成したフォローアップ用ポスター

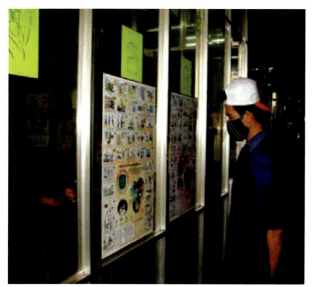 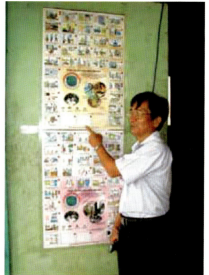

工場の工作部門用に特に作成したフォローアップ用ポスター

3．成果発表会

　成果発表会は、PAOT プログラムを持続させるために大いに役に立ちます。成果発表会を開催する多くの方法があります。例えば単純な写真コンテスト、SIC コンテスト（シンプル、インエクスペンシブ、クレバー賞の選定）または表彰する成果を選ぶコンテストを行うことができます（詳細は第 6 章を参照）。PAOT ワークショップに出席する参加者と外部の人々は、自分たちの同僚や同じ地域の人々が行った多くの実際的な改善策から学ぶ機会を与えられることとなり、さらに動機づけられることでしょう（この詳細も第 6 章参照）。

PAOT（参加型対策指向トレーニング）の実際的な応用

第2章

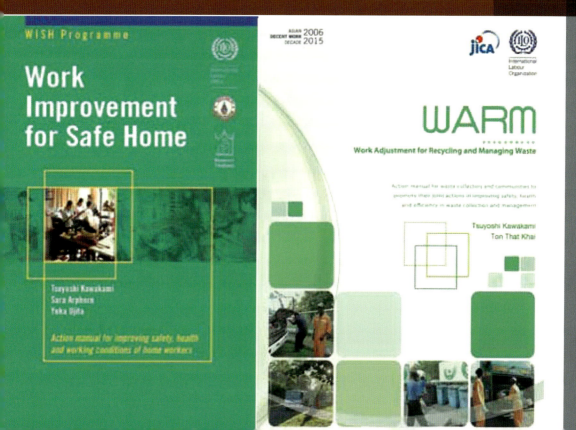

Ⅰ．小規模事業場のためのワイズ・トレーニングプログラム—PAOT の典型的な例

Ⅱ．農民のためのウィンド・トレーニングプログラム

Ⅲ．家内労働者のためのウィッシュ・トレーニングプログラム

Ⅳ．小規模建設現場のためのウィスコン・トレーニングプログラム

Ⅴ．労働組合主導による産業安全保健改善のためのポジティブ・トレーニングプログラム

Ⅵ．ワイズ・トレーニングの応用域を広げたワイザー・プログラム

Ⅶ．廃棄物収集者の産業安全保健向上のためのウォーム・トレーニングプログラム

Ⅷ．環境保護を取り入れたワイプ・プログラムとアップル・プログラム

Ⅸ．職場における汎発性および鳥インフルエンザ予防のための PAOT 活用

Ⅹ．農業労働を通じた環境保護のためのグリーン・プログラム

Ⅺ．まとめ

PAOTは、産業安全保健と労働条件の改善のための実際的なツールとして、異なった業種と労働環境に幅広く適用されてきました。この章では、実際のPAOTプログラムがどのように活用されてきたかについて記述します。典型的な例として、小規模事業場のために策定されたワイズ（WISE）プログラムを説明します。さらに本章では、さまざまな職場を改善し、産業安全保健リスクを低減するために、PAOTがどのように応用されているかについて要約して述べます。

Ⅰ．小規模事業場のためのワイズ・トレーニングプログラム ―PAOTの典型的な例

　中小企業は多くの人々に雇用機会を提供し、多くの国々の社会経済的な発展にますます重要な役割を果たしています。中小企業における産業安全保健の改善は、災害や疾病を予防し、生産的で効率的な職場環境を創りだします。中小企業の雇用主と労働者は、彼らの改善努力を支える実際的で容易に適用できる方法を緊急に必要としています。

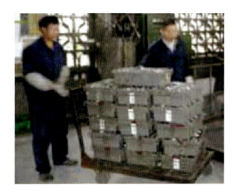

資材運搬

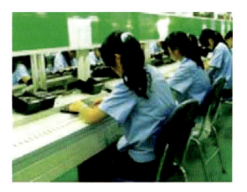

ワークステーション

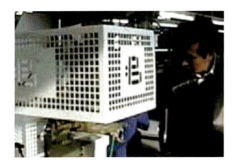

機械の安全

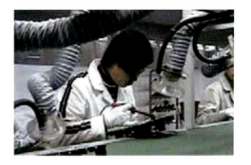

作業場環境

中国の小規模事業場が容易に適用することができた、安全・健康と生産性を改善するためのシンプルで低コストの多くの方法があります

　ILOのワイズ（WISE：Work Improvement in Small Enterprises，小規模事業場における労働改善）方式トレーニング・プログラムは、中小企業の安全と健康の改善を具体的な目標として策定されており、実際的で低コストの方法を中小企業事業者と労働者が使えるようにしました。中

小企業が現場で利用可能な資材を用いることにより容易に実行できる、安全、健康と生産性を改善するための多くの実際的で低コストの方法があります。ワイズ・アクションチェックリストや良い事例のイラストなどの参加型アクショントレーニング用ツールは、参加した中小企業が、自分たちのイニシャティブによって、すぐに実施できる実際的で低コストの解決策を見つけるのを支援するために用いられます。

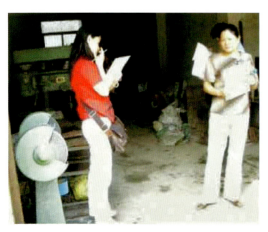 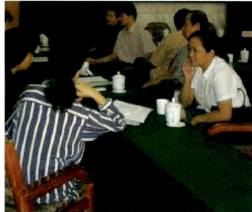

ワイズ・トレーニングの鍵となるステップ：アクションチェックリスト演習（左）とグループワーク（右）

　ワイズ・プログラムは、チェックリスト演習を含む職場訪問と参加中小企業間のグループ討議のようなPAOTトレーニング方法論を使えるように、中小企業の事業者と労働者をトレーニングします。ワイズ・トレーナーは、現地企業で行われた多くの産業安全保健の良い事例写真を参加者に見せて、実際的な解決策を見出すための参加者自身による討議を促進します。イラスト入りアクションチェックリストと良い事例写真シートなどの参加型トレーニングツールは、参加している中小企業が自分たちの安全健康リスクを知り、低コストの解決策を見つけるのを支援します。安全、健康および生産性を改善するさいの参加者の「当事者意識」を向上させるために、トレーニングの全体にわたって参加型ステップに力点がおかれます。

Ⅲ－ワークステーション

15 －作業面の高さをそれぞれの労働者の肘の高さか、それよりもいくらか下に調整します。

この対策を提案しますか？
□いいえ　　　□はい　　　□優先
備考...

16 －背の低い労働者には足台を用い、背の高い労働者には作業対象を保持する装置を用います。

この対策を提案しますか？
□いいえ　　　□はい　　　□優先
備考...

17 －頻繁に使用される工具、操作具と資材を労働者の手の届きやすいところに置きます。

この対策を提案しますか？
□いいえ　　　□はい　　　□優先
備考...

18 －作業を行う間、作業対象を保持するために、治具、留め具、万力や他の固定装置を使います。

この対策を提案しますか？
□いいえ　　　□はい　　　□優先
備考...

イラスト付きワイズ・アクションチェックリストの一部。ワイズ・アクションチェックリストは、小規模事業場に役立つ実際的なツールとして設計されています。

Ⅱ．農民のためのウィンド・トレーニングプログラム

　他のPAOTプログラムもまた、参加型の手法を取り入れています。ワイズ方式において確立されたPAOT方法論が、異なる国々のさまざまな職業や職場に広く適応できることは印象的です。

　ウィンド（WIND：Work Improvement in Neighbourhood Development，近隣開発における労働改善）プログラムは、農民のために設計されました。このプログラムは、ワイズと同様の5つの技術領域から構成されています。ウィンド・プログラムは、ベトナムのメコンデルタ地帯に位置するハウザン省ビタン市で始まりました。1990年代に、農民の健康と安全を改善するための共同プロジェクトが、ベトナムのビタン病院と労働科学研究所（当時川崎市、現・公益財団法人大原記念労働科学研究所、東京）によって行われました。このプロジェクトは、人類働態学研究の方法

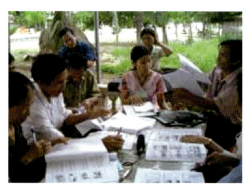

よい事例写真を使ってウィンド農民ボランティアが近隣農民をトレーニングする風景

論を主として適用し、実際の生活と労働の研究を促進し、そして、現地の農民による自分たちの労働生活の質を改善するための現実的な健康・安全ニーズを確認しました。このプロジェクトから得た研究結果から、ウィンド・トレーニングプログラムとツール開発のための実際的なアイデアが提供されました。

　カント省（現在のカント市）では、多くの草の根の農民にウィンド・トレーニングを普及させるために、ウィンド方式を実施している農民が参加する革新的なボランティアシステムを開発しました。このシステムにより、農民から選ばれた人たちがウィンド農民ボランティアとして、すなわち基本的産業安全保健のボランティアとしてのトレーニングを受けました。トレーニングされたウィンド農民ボランティアを支援するために、良い事例を示す写真シートとシンプルな改善計画シートを含む実際的なトレーニングツールが開発されました。ウィンド農民ボランティアは、これらのトレーニングツールを使って、多くの近隣農民にトレーニングを実施しました。

ベトナムにおけるウィンド農民ボランティアへの行政支援システム

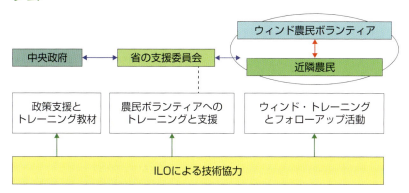

ベトナムにおけるウィンド農民ボランティアシステム（ウィンド・マニュアルより引用）

　ウィンド・トレーニングは、多くの農民に適切な産業安全保健上の保護を広げる実際的な方法として、ベトナムの第1次国家産業安全保健プログラムに統合されました。労働傷病兵社会省（MOLISA：Ministry of Labour, Invalids and Social Affairs）は、保健省（MOH：Ministry of Health）と農業省（MOA：Ministry of Agriculture）、農民組合、女性連合と一緒に取り組み、地方の省レベルでウィンド農民ボランティアのための技術支援委員会を組織しました。この5機関の協力により、草の根レベルでのウィンド・トレーニングを継続するための省ごとの安定したシステムが確立されるようになりました。

　ウィンド・トレーニングプログラムは、カンボジア、インド、ラオス人民共和国、韓国、モンゴル、フィリピン、タイを含むベトナム近隣の国々でも行われるようになりました。ウィンドはさらに、西アフリカのセネガル、中央アメリカのコスタリカ、中央アジアのキルギスタンを含むアジアを超えた国々に広がりました。ベトナムの農村地域の一つの村で始まった実際的な活動が、今では、世界のさまざまな地域の労働生活の質の改善に大きな影響を及ぼしています。地元の農民の実際の労働様式と生活様式に基づいて創られたPAOT方法論が、このような広がりを可能にしてきたのです。

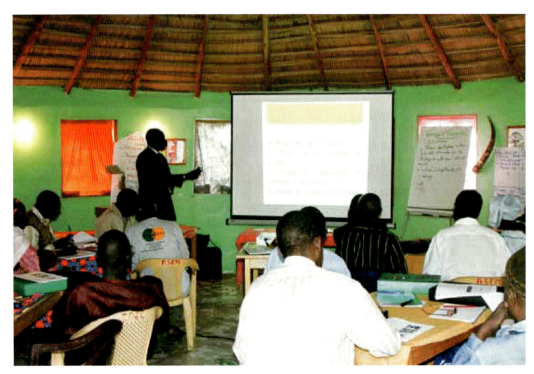

セネガルにおけるウィンド・トレーニング

Ⅲ．家内労働者のためのウィッシュ・トレーニングプログラム

　ウィッシュ（WISH：Work improvement for Safe Home，安全な家内労働のための労働改善）トレーニングプログラムは、それぞれの家庭内で製品を作る家内労働者を援助するために設計されました。これらの労働者は、インフォーマル経済に属し、産業安全保健向上のための行政による産業安全保健サービスはほとんど受けていません。ウィッシュ・プログラムは、カンボジア、モンゴル、タイにおけるILOのインフォーマル経済と貧困削減プロジェクトの実施中に開発されました。

家内労働者につながる
―インフォーマル経済の職場におけるさまざまな人々のネットワークを支援する―

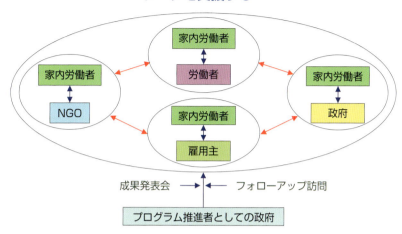

労働者組織、経営者組織、開発NGOと政府が、ウィッシュ・プログラムを用いて産業安全保健について家内労働者のトレーニングを共同して実施しました（ウィンド・マニュアルより引用）

　ウィッシュ・トレーニングプログラムは、家内作業場にすぐに適用することができるように、ワイズ・プログラムの技術内容をさらにシンプルにしたものです。ウィッシュ・トレーニングマニュアルは、30項目のアクションチェックリストと家内作業場における良好実践を示した色つきイラストを含みます。他の場合のような正式のトレーニング会場においてではなく、家内作業場においてウィッシュ・トレーニングを実行することが多くの場合、最も良いです。参加する家内労働者は、そのようなトレーニングへの参加をより快適に感じます。そして、より重要なことは、トレーニングに参加するためには仕事を休む必要があることです。ほとんどの人は、自分が

ウィッシュ・トレーニングの広がり：
良い事例の写真集を使ったカンボジアトレーナーのトレーニング

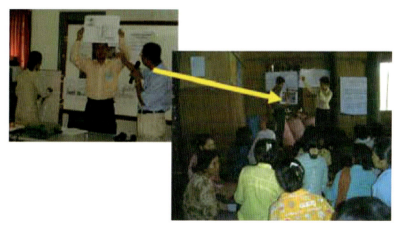

家内労働者の職場で写真シートを使って労働者をトレーニングするカンボジアのウィッシュ・トレーナー

製作した製品に基づいて収入を得ています。そのため、彼らの職場から遠い場所で開催される長時間のトレーニング・ワークショップに参加することは困難です。

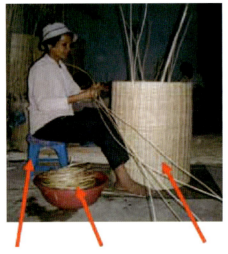

竹かご職人がウィッシュ・トレーニングコースに参加後、作業姿勢を改善するために、簡素な椅子を使い始めました

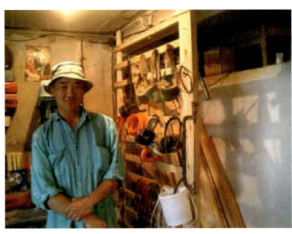

家具を作るモンゴルの家内労働者が、安全と効率のため、限られた作業空間を最大限にいかせるように作業レイアウトを改善しました

　カンボジアでは、労働者組織、経営者組織、開発NGO、政府が協力して、多くの家内作業場にウィッシュ・トレーニングを広げてきました。これらの組織は、家内作業場のような草の根の職場と密接に交流しており、多数の家内作業場に手を伸ばし、トレーニングすることができます。現地のウィッシュ・トレーナーは、実際的なトレーニングツールとして写真シートを用いて、さまざまな家内作業場で多くのウィッシュ・トレーニングワークショップを実施しました。

　カンボジア政府（労働職業訓練省労働安全衛生部門）は、さまざまな組織からの経験を交流し、フォローアップ活動を推進するために、ファシリテーターとして役目を果たしました。参加した多くの家内労働者は、地元で入手可能な、低コストの資材を用いた改善を実施しました。

Ⅳ．小規模建設現場のためのウィスコン・トレーニングプログラム

　小規模家屋、店舗あるいはアパートなどの小規模建設現場は、PAOT方法論のもう一つの重要な対象です。大規模建設現場と比較して、小規模建設現場は産業安全保健を改善するための監督や政府からのサービス提供を受ける機会がほとんどありません。産業安全保健に関する情報が不足しがちで、安全管理者や安全担当者がいない場合もあります。小規模建設現場の労働者は、地方の省からの未経験の移住労働者であることが多く、安全教育をまったく受けたことがない場合もあります。

Ⅲ. 高所作業

11 過度な負荷を避けるために、資材は、足場上に重ね置きせず、平らに置きます。

この対策を提案しますか？
☐ いいえ　☐ はい　☐ 優先
備考
……………………………………
……………………………………

12 短時間の使用であっても、はしごの上端または上端部近くをしっかり固定します。

この対策を提案しますか？
☐ いいえ　☐ はい　☐ 優先
備考
……………………………………
……………………………………

13 屋根と高所での作業は、安全ラインを用いて行います。

この対策を提案しますか？
☐ いいえ　☐ はい　☐ 優先
備考
……………………………………
……………………………………

14 足場の倒壊を防ぐために、十分な数の場所で足場を建物に固定します。

この対策を提案しますか？
☐ いいえ　☐ はい　☐ 優先
備考
……………………………………
……………………………………

15 足場の垂直材は適正な底板上に設置します。

この対策を提案しますか？
☐ いいえ　☐ はい　☐ 優先
備考
……………………………………
……………………………………

ウィスコン・チェックリストの例

ウィスコン（WISCON：Work Improvement in Small Construction Sites、小規模建設現場における労働改善）プログラムは、ILO／韓国のパートナーシッププログラムによる援助の枠組みの中で、タイにおいて最初に開発されました。ウィスコン・プロジェクトチームは、いくつかの小規模建設現場を訪れました。その多くは住宅建設現場でした。プロジェクトチームは、労働者と現場管理者に産業安全保健ニーズについて面接し、産業安全保健上の改善点を確認するために、建設現場を巡回しました。同じような研究は、カンボジアとラオス人民共和国でも行われました。これらの現場経験と所見により、42項目のウィスコン・

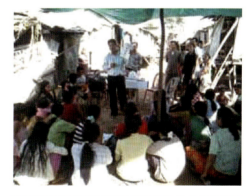

農民出身の建設労働者を支援するために現場でウィスコン・トレーニングを実施しているカンボジアの労働組合指導者

チェックリストが作成されました。建設現場には、製造職場とは異なった特有の産業安全保健リスクが存在します。ウィスコン・プログラムには、ワイズ・プログラムの技術領域のほかに、"高所作業"が加えられました。

カンボジア、ラオス人民共和国、モンゴル、タイ、ベトナムは、積極的にウィスコン・トレーニングプログラムを導入しました。カンボジアとモンゴルの労働組合が、彼らのネットワークを通じてこのプログラムを普及したことは特筆すべきことです。カンボジアの労働組合指導者たちは多くの小規模建設現場を訪れ、組織化されていない建設労働者（ほとんどが農民）にウィスコン・トレーニングを行って産業安全保健の改善を支援しました。

V．労働組合主導による産業安全保健改善のためのポジティブ・トレーニングプログラム

　ポジティブ（POSITIVE：Participation-Oriented Safety Improvement by Trade Union Initiative、労働組合の主導による参加型安全改善）プログラムは、日本の国際労働財団（JILAF）と労働科学研究所（ISL）が共同開発したプログラムとして、労働者と労働組合のニーズに合わせて特別に設計されたPAOTプログラムです。このプログラムは、資材保管と移動、ワークステーション、作業場環境と福利厚生施設から構成されていて、産業安全保健を改善するための労働者の自助イニシャティブを強めることを目標としています。トレーニングを受けた労働者は、産業安全保健改善のニーズを確認することができ、実際的な改善点を経営者に提案することができます。

　ポジティブ・プログラムは、「環境保護」をトレーニングに加えた初めてのPAOTプログラムです。これはパキスタンの労働組合の要求に応えて加えられました。労働組合は、産業安全保健と環境を同時に改善することにより、環境保護に貢献できると考えたのです。環境保護のために、化学物質使用の低減、分別収集による廃棄物リサイクルの促進、水使用の節約についての項目がポジティブ・アクションチェックリストに追加されました。

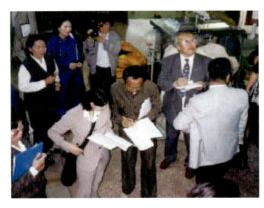 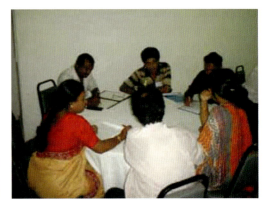

チェックリストを活用して改善点を指摘している参加労働者（左）、グループで改善点を討議している労働者（右）

　ポジティブ・プログラムの普及はきわだったものでした。バングラデシュ、中国、インド、インドネシア、ラオス人民共和国、ネパール、パキスタン、フィリピン、タイ、東チモールおよびベトナムの労働組合は、国際労働財団と労働科学研究所の支援により、ポジティブ・トレーナーを養成し、職場レベルの多くの労働組合メンバーにトレーニングを広げました。これらの労働組

合の産業安全保健活動は、労働組合ネットワークの活性化と、より多くの労働者の労働組合員組織化とに大きく貢献しました。トレーニングをうけた労働者と労働組合メンバーは、実際的な産業安全保健の知識と改善アイデアを通じて、経営者側との交渉力を高めました。多くの場合、経営者側も労働者側の実際的な改善アイデアをよろこんで受け入れていました。ポジティブ・トレーニングプログラムは、労働者側と経営者側が共同して行う産業安全保健改善を通して、労使の建設的な社会的対話の強化に貢献しました。

VI. ワイズ・トレーニングの応用域を広げたワイザー・プログラム

　ワイザー（WISE-R：More Work Improvement in Small Enterprises，小規模事業場におけるより多くの労働改善）は、職場環境改善だけでなく、労働者と経営者の双方が職場で直面する、より幅広い日々の取り組み課題に対処するために、ワイズ・トレーニングプログラムを拡張して設計されたものです。ワイザーは、参加型トレーニングの方法論を適用した6つの技術的な単位から成ります。それらは次の通りです。（1）生産性の理解、（2）労働者のマネジメントと動機づけ、（3）労働時間の設計と管理、（4）賃金と福利手当のマネジメント、（5）家族に優しい対策、（6）お互いを尊重する職場づくり。

　これらのワイザー・プログラムの6つの技術単位がカバーする領域は、生産性と作業効率、作業組織、作業関連ストレス、労働時間、給与と収入、母性保護、仕事と家庭についての課題、セクシャルハラスメント、職場暴力などです。これらは、女性と男性が、労働生活と家庭生活、社会生活、コミュニティ生活とのバランスを保つために、職場で直面する「労働と雇用の条件」の鍵となるいくつかの問題点です。

　ワイザー・プログラムは、すでにワイズを導入した国々の中で、より幅広い産業安全保健に対処する措置がさらに必要とされ、労働条件上の問題点が多い国々で、ますます適用されるようになっています。モンゴル経営者協会（MONEF）がその代表的な例です。モンゴル経営者協会は、組織内のワイズ・トレーナーを養成して、中小企業の経営者を支援するために、多くのワイズ・トレーニングコースを実施してきました。その次の段階として、経営者協会は、2010年8月にワイザー・プログラムに関するTOT（トレーナーのためのトレーニング）ワークショップを実施しました。モンゴルにおける実際的なビジネス経営経験や既存の良好実践を参考にして、参加した経営者組織のトレーナーたちは、生産性の向上、作業関連ストレス、労働時間、賃金、母性保護とその他の重要な課題を結合させて改善する実際的なアイデアを討議し、確認しました。このTOTの後、経営者協会トレーナーたちは、中小企業の会員のためにワイザー・プログラムの技術領域をワイズ・トレーニング活動に追加しました。

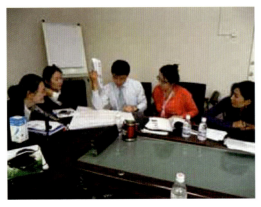 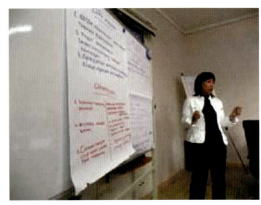

参加型トレーニング方法論を応用したワイザー・プログラム。参加しているモンゴルの経営者たちは、ワイザーが対象としている労働条件の新しい課題を討議し（左）、改善のための提案を発表しています（右）。

Ⅶ. 廃棄物収集者の産業安全保健向上のためのウォーム・トレーニングプログラム

　廃棄物収集労働は、環境を清掃し保護するための基礎であるとともに、廃棄物リサイクルを促進するためにも基礎となる労働です。しかし、廃棄物収集に携わる労働者は、多くの産業安全保健上のリスク、例えば重量のある廃棄物運搬、危険な廃棄物の取扱い、交通災害などにさらされています。ウォーム（WARM：Work Adjustment for Recycling and Managing Waste, リサイクルと廃棄物管理のための労働調整）プログラムは、廃棄物収集者の産業安全保健と廃棄物マネジメントシステムを同時に改善することを目的として、2009年にフィジーで開発されました。ILOと日本の国際協力機構（JICA）は、フィジーにおけるJICAの3R（リデュース、リユース、リサイクル）プロジェクトの枠組みの中で、このプログラムを開発するために共同作業を行いました。

　ウォーム・プログラムは、次の4つの技術領域から成り立っています。（1）廃棄物の安全な取り扱いと住民協力、（2）廃棄物収集トラックの安全、（3）作業環境と保護具、（4）福利厚生施設と作業編成です。このプログラムはまた、廃棄物収集作業において鍵となる産業安全保健の課題に対処するための44項目チェックリストを用います。ILO-JICAチームは

ウォーム・チェックリストの例

廃棄物収集現場を訪問し、作業を注意深く観察して、これらの改善アクションのための項目を選定しました。

　初めてのウォーム・トレーニングは、2009 年にフィジーのラウトカ市で行われました。そして、廃棄物収集労働者とその管理者、地域の代表者と市当局がトレーニングに参加しました。このトレーニングでは、廃棄物収集者と地域の人々が一緒になって、安全と効率についての廃棄物収集システム改善について討議する機会をもつことが目的でした。地域からの参加者は、家庭廃棄物の出し方を変更することで、廃棄物収集システムにおける産業安全保健と効率の改善に大きく貢献できることを理解しました。

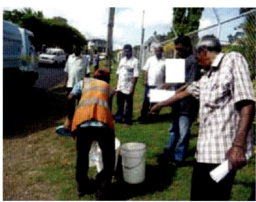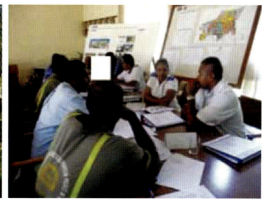

廃棄物収集者と地域代表とによる合同討議。チェックリストを活用した収集現場訪問（左）とグループ討議（右）。

　ILO は、環境への影響を削減することを目的とした諸経済部門における雇用促進のためのグリーンジョブ・イニシャティブを進めています。廃棄物収集労働は、このグリーンジョブ・イニシャティブの重要な一部を占めており、ウォーム・プログラムは、この目的のための実際的なツールとして役立ちます。現在 JICA は、その環境保護に関する協力活動を他の太平洋諸島の国々に拡大することを計画しており、ウォーム・トレーニングプログラムの活用により、廃棄物収集者の産業安全保健をその環境保護プログラムに組み入れようと計画しています。

Ⅷ. 環境保護を取り入れたワイプ・プログラムとアップル・プログラム

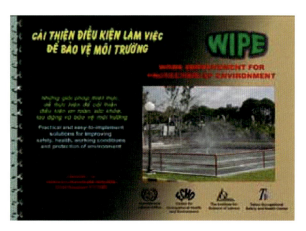

ワイプ（WIPE：Work Improvement for Protection of Environment, 環境保護のための労働改善）プログラムは、職場のアクションを通じて環境保護を促進することを目的としています。このプログラムは、ベトナムのカント省労働衛生環境センター（ECHO）と日本の東京労働安全衛生センター、労働科学研究所との協力によるものです。ワイプ・プログラムはPAOTによる方法を用いて、環境保護のためのシンプルで、低コストの改善を促進するものです。カント省の中小企業と多くの農民は、積極的にワイプ・プログラムを適用し、有害物質の使用低減、リサイクルのための廃棄物収集、節電など多くの実際的な改善を実施しました。

このプロジェクトチームはまたアスベストによる環境影響と健康被害の低減を目的としたアップル（APPLE：Asbestos Precautionary Programme by Local Empowerment, 現場のエンパワメントによるアスベスト予防プログラム）プログラムを開発しました。アスベストは発がん物質として広く知られているにもかかわらず、いまだ多くのアジア地域開発途上国で建築資材として使用されています。PAOT方法論を活用して、アップル・プログラムでは、アスベスト建材企業の労働者と経営者の意識を向上させ、アスベストによる健康被害撲滅のための実際的な改善アクションを促進しました。

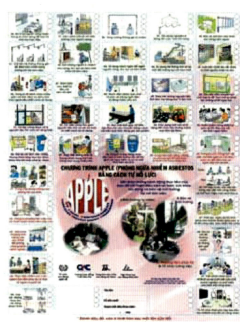

アップル・プログラムのアクションチェックリストをのせたポスター

Ⅸ. 職場における汎発性および鳥インフルエンザ予防のためのPAOT活用

PAOT方法論を活用して、ILOは職場での汎発性および鳥インフルエンザ予防のために、2つのトレーニングプログラムを開発しました。ILO汎発性インフルエンザマニュアルは、中小

企業を対象とし、個人衛生上の実践の改善、社会的接触を減らす距離の確保あるいは職場レイアウトの変更などのインフルエンザへの感染を予防するためのシンプルな対策を推進するために役立ちました。このマニュアルは、23項目のイラスト入りチェックリストにも取り上げられている、5つの技術領域からなります。5つの技術領域とは、（1）最新情報の収集、（2）企業の予防計画の策定、（3）職場での接触機会の低減、（4）個人でできる感染予防策の奨励、（5）罹患した労働者とその家族の支援です。

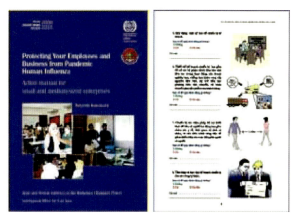

ILO刊のインフルエンザ感染予防のためのマニュアル

　このマニュアルは、2009年のＨ１Ｎ１インフルエンザの世界的流行時に、タイと他のアジア諸国の中小企業を支援するための実際的なツールとして提供されました。多くの中小企業にインフルエンザ予防のトレーニングを広げるために、ILOの労働者・経営者・政府三者の協力体制が大いに活用されました。大企業におけるインフルエンザ予防のトレーナーたちが、中小企業を積極的に支援して、実際的なトレーニングを実施しました。

　ILOはまた、養鶏農家とその労働者が鳥インフルエンザを予防するためのPAOT方式のトレーニングマニュアルを開発しました。このマニュアルは5つの技術領域、（1）健康を守るための鳥インフルエンザ情報の収集、（2）家禽の安全な取り扱い、（3）安全な家禽屠殺法、（4）実際的で衛生的な死骸廃棄方法と廃棄物管理、（5）迅速な罹患報告を含みます。タイ農業・農村地域開発省のイニシャティブにより、このトレーニング・プログラムはタイのさまざまな省の養鶏農家のトレーニングに広く適用されました。

Ⅹ．農業労働を通じた環境保護のためのグリーン・プログラム

グリーン（Green）プログラムは、農業労働の実際的な改善アクションを通じて、環境を保護するよう農民に奨励することを目的としています。このプログラムは、トヨタ財団の助成により、ベトナムの地域保健開発研究センター、カント医科大学、カント市近郊のトイホン村の協力の成果です。グリーン・プログラムは、PAOTの方法を適用し、農業労働を通じた環境保護のための3R原則（リデュース、リユース、リサイクル）と廃棄物の安全な取り扱いを促進するものです。廃棄物の分別、可燃物と有害化学物質の低減、クリーンな環境のための廃棄された製品の再利用など、多くのシンプルで低コストの改善が、参加する農村地域社会に考案されてきています。

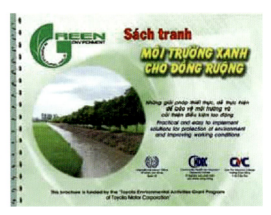

ベトナム語のグリーン・プログラム用マニュアル

Ⅺ．まとめ

PAOT方法論がさまざまな草の根の職場の実際的な産業安全保健ニーズに対処するために広く適用されてきたことは印象的です。このアクション指向のアプローチのおかげで、PAOTに関連するすべてのトレーニングプログラムは、実際的な改善アクションを行うために労働者、農民および事業主を結集してきました。PAOT方法論は、実際の草の根の職場が産業安全保健ニーズと関連ニーズに革新的で実行可能な方法で対処するのを支援するために道をひらいてきました。そして実際的なツールを提供してきました。

アクションチェックリスト

第3章

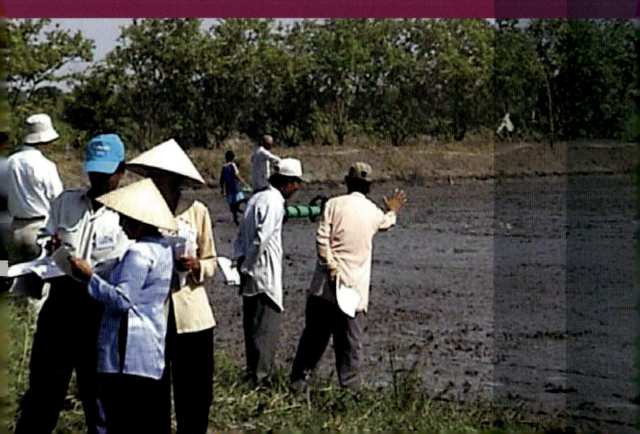

Ⅰ．アクションチェックリストの構成
　　1．アクションチェックリストとは？
　　2．アクションチェックリストの構成内容
　　3．アクションチェックリストの使い方
　　4．アクションチェックリストの形式数

Ⅱ．アクションチェックリストは PAOT に欠かせないトレーニングツールです
　　1．アクションチェックリストは参加を促進します
　　2．アクションチェックリストは参加者の活動範囲を広くします
　　3．アクションチェックリストはポジティブな思考を育てます
　　4．アクションチェックリストは広く適用できるトレーニングツールです

Ⅲ．アクションチェックリスト演習は PAOT の最初の部分です
　　1．PAOT が「単なるもう一つ別のトレーニングコース」ではないことを参加者に納得させるために
　　2．トレーニングコース活動の実際的な方向づけを強調するために
　　3．トレーナーによって参加者の知識と経験が重視されていることを示すために
　　4．事例の共通した出所を提供するために
　　5．トレーニングコースの取り上げる主なテーマを紹介するために
　　6．グループワークと参加者の積極的関与を開始するために
　　7．多様に応用できる実際的なトレーニングツールの利用を促進するために

Ⅳ．アクションチェックリスト演習を運営する方法
　　1．アクションチェックリスト演習を行う場所を選びます
　　2．アクションチェックリスト演習に必要な時間
　　3．オリエンテーションと説明内容

Ⅰ．アクションチェックリストの構成

1．アクションチェックリストとは？

　アクションチェックリストはPAOTプログラムの実際的なトレーニングツールです。アクションチェックリストは、参加者が自分たちの判断と思考に基づいて良い点と改善点を見つけることを手助けするものです。PAOTワークショップでは、チェックリスト演習は最初のトレーニング活動になります。チェックリストの内容は、参加者が自分たちの視野を広げるのに役立つように、そして参加者が職場における改善点を判定しやすいように、特別にデザインされています。

　アクションチェックリストは、地域社会や地元の作業場で広く適用できる、実施可能で、シンプルな、低コストの諸改善アクションをリストにしたものと考えられています。アクションチェックリストは、実際に実現できる解決策について参加者がもっている諸経験と知識の上にさらに新しい成果を積み上げていくようにするトレーニングツールです。手短に言えば、アクションチェックリストは、解決を要する問題点のリストではなく、むしろ問題解決策ないし実際的なアクションを選んでリストにしたものと理解されます。チェックリスト演習に参加する人々は、チェックリストを使う現場の評価を行うことではなく、むしろ現に存在する良い事例から学ぶことを求められているのです。

ワイズ・プログラムのアクションチェックリストの例

2．アクションチェックリストの構成内容

　アクションチェックリストは、多くのチェック項目から、つまり多くの**チェックポイント**から成ります。チェックポイントの数は、トレーニングの目的によりさまざまです。トレーナーや参加者は、取り上げるトレーニングテーマに応じて必要なら、チェックポイントを減らしたり、加えたりすることができます。しかし、参加者が使う目的のためには、およそ30～40のチェックポイント数にしておくべきです。

各チェックポイントの構成内容：各チェックポイントは、以下の4つの主要部分で構成されます。

- **各チェック項目**：短い時間内に達成できる、シンプルで安価な単一の改善アクションとして記述します。各チェック項目は、いずれもアクションを促す表現文を用いるべきであり、明

瞭で理解しやすいように書かれていなければなりません。人々が従うように指示する指令文や指導文を避けます。そして、長い文章を避け、とるべきでないアクションを述べる否定文は避けます。

とるべき改善アクションを明確にするためのイラストは、対応するチェック項目と一緒に提示しておくのが普通です。

- 設問：「この対策を提案しますか？」
- 答え：３つのチェック個所があります。「いいえ」、「はい」、「優先」
- 備考：参加者の気づいた点のメモやコメントを記入します。

アクションチェックリストの各項目の提示例

３．アクションチェックリストの使い方

チェックリスト演習を始める前に、参加者にチェック項目を注意深く読んでもらうようにします。ファシリテーターは、参加者が各チェックポイントの内容をわかっているか、それぞれのアクションを行う場面を理解しているか、作業条件についてよりよく認識するための質問を誰にすべきか理解しているかを、確認しなくてはなりません。

チェックは一人一人の自分の判断、現実にとれるアクションについての感想とその作業場における解決策に基づいて判断したうえで行われます。したがって、参加者は作業場を歩き、現場の人々によって既に行われた実際のアクションを直接見るべきです。何人かの参加者はチェックリストの現場をすでによく知っているかもしれません。しかし、実際の作業場に足を運んで作業場を改めて見なおすことで、そうした参加者も、人々の改善努力は切れ目なく変化していくがゆえの新しい改善点や新しいアイデアをたしかに見つけることができるでしょう。

　チェックにさいしては、項目ごとに、以下の２つの状況と追加の状況が起こりえます。

１．もしあなたがすでにとられているアクションで十分だと感じ、他の対策やアイデアを提案しない場合は、「いいえ」に印をつけます。「いいえ」は、今存在する状態が満足できるものか良好であることを意味します。

> ７．作業面の高さを肘の高さか、それよりいくらか下に調節します。
> この対策を提案しますか？
> ☑ いいえ　　□ はい　　□ 優先
> 備考＿＿＿＿＿＿＿＿＿＿＿＿＿＿＿

２．もしあなたが現状に満足しておらず、いくつかの点を修正または変更する必要を認める場合は、「はい」に印をつけます。「はい」は、改善すべき点があり、改善のためのアクションを提案することを意味します。

> ７．作業面の高さを肘の高さか、それよりいくらか下に調節します。
> この対策を提案しますか？
> □ いいえ　　☑ はい　　□ 優先
> 備考＿＿＿＿＿＿＿＿＿＿＿＿＿＿＿

さらに追加して：「はい」の項目のなかで、直ちにアクションの必要があるものを選んで「優先」に印をつけます。「優先」をつけるときには、多すぎる優先項目があるようなことは避けます！直ちにアクションの必要があるものが多すぎると、どれからまず始めるか決めることができなくなるでしょう。

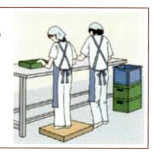

7．作業面の高さを肘の高さか、それよりいくらか下に調節します。
この対策を提案しますか？
□ いいえ　☑ はい　☑ 優先
備考

「備考」には、以下のようにメモすることができます。
- 作業場で見つけた良い事例を書きます。
- 改善する必要のあるアクションを書きます。

4．アクションチェックリストの形式数

- シンプルな形式

丈夫な背もたれのある、安定した椅子やベンチを用います。
この対策を提案しますか？
□ いいえ　□ はい　□ 優先
備考

この形式は、シンプルで実際的です。改善についての一般原則や改善が必要な場合の理由を知る参加者に適しています。

- イラスト付き形式

Ⅱ-ワークステーションと工具
9．ひんぱんに使用される工具、スイッチ、材料は手のとどきやすいところに置きます。

この対策を提案しますか？
□ いいえ　□ はい　□ 優先
備考：..
10．それぞれの工具に「決まった置き場所」を設けます。

この対策を提案しますか？
□ いいえ　□ はい　□ 優先
備考：..

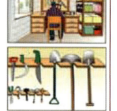

明確で理解しやすいイラストは、そのチェック項目を理解する上で役立つように、各チェックポイントに挿入されます。

- 写真付き形式

19- バイオマス技術を利用して、人と家畜の糞尿を再利用します。
この対策を提案しますか？
□ いいえ　□ はい　□ 優先
備考：..

Ⅲ．廃棄物収集

A．安全な廃棄物収集

20- 便利な場所に、手のとどきやすい範囲に廃棄物容器を置きます。
この対策を提案しますか？
□ いいえ　□ はい　□ 優先
備考：..

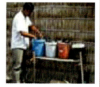

イラストの代わりに、改善アクションがよくわかる写真を用いることもあります。アクションチェックリストのこの形式は、使われる写真が改善点をはっきり示すなら、参加者にとってもっと納得のいく形式になります。

● イラストと写真付き形式

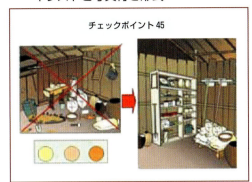

チェックポイント 45

読み書きのできない参加者に対しては、内容を理解することがより容易になるように、各「チェック項目」にはイラストと写真が挿入されます。

● フォローアップ用形式

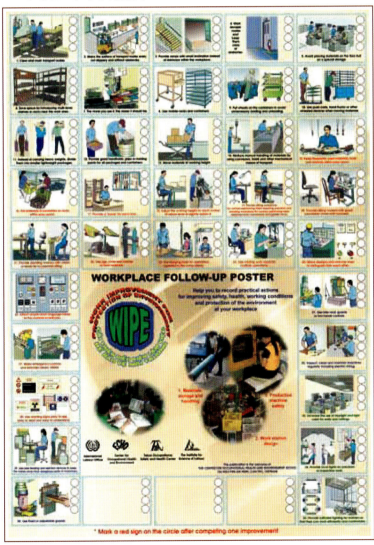

作業場フォローアップ用ポスター
（該当する改善を行ったあとで、丸印に赤のサインをつけます）

この形式は１つの部署や１つの家族の単位で、改善アクションをフォローアップするのに役立ちます。ひとつの改善アクションの実行の後に、責任者がフォローアップ用ポスターの該当する空白の丸印に赤のサインをつけます。ひとつのチェック項目当たり４つの空白の丸印があり、人々が各チェック項目について少なくとも４つまでの改善アクションをだんだんと行なうことができることを意味しています。

このポスターをさっと見ると、訪問者やファシリテーターが１つの部署や１つの家族による改善アクションの数を容易に把握することができます。したがって、このフォローアップ用ポスターは職場巡視を単純化し、現

地の人々が責任をもって自主対応できるようにしています。

Ⅱ．アクションチェックリストはPAOTに欠かせないトレーニングツールです

1．アクションチェックリストは参加を促進します

評価するためよりもトレーニングのためのツール

　前述したように、アクションチェックリストは参加者が作業場の良い点と改善点を確認するのを援助します。良い点の場合は、参加者は当然にその良い点に学んで、同様に改善しようとします。その逆に、改善が必要な点をいくつか見つけた場合には、参加者は、弱点を批判する代わりに、地元の状況に適した改善策のための実際的な解決策を見出すよう励まされます。この原則は、ポジティブな視点にたつので、単なる評価とはかなり異なります。チェックリスト演習から得られる経験は、参加者間の参加意識を高めます。チェックリスト演習を行うさいの改善点の学習と共有は相互に促進しあうものだからです。したがって、参加者は自分たち自身の創造的なアイデアに基づいて改善アクションをさらに推し進めていくことにいっそう確信をもてるようになります。

知識の増加

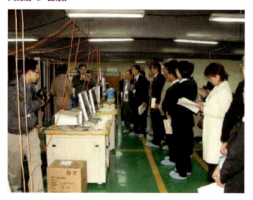

アクションチェックリスト演習

　ワークショップの企画にさいしては、PAOTトレーニングコースに出席する参加者は、技術領域セッションに参加する前にアクションチェックリスト演習を行っておくようにしなければなりません。参加者の何人かは、PAOTワークショップの始めに通常の講義の代わりにフィールドへの訪問が組み込まれていることを知って、驚くでしょう。しかしながら、現実の場でツールの利用を行った後には、この演習が労働条件のさまざまな局面についての自分たちの視点を広げるのにかなり有効であると認識します。チェックリスト演習で得た知識は、トレーナーからではなく参加者の自助努力から由来するものなのです。したがって、新たなアイデアを提案し、新しい実際的な解決策を見出すことに、より強く確信できるようになります。

2．アクションチェックリストは参加者の活動範囲を広くします

　アクションチェックリストは、シンプルで、達成可能な改善アクションを示すさまざまなチェックポイントから構成されています。この実際的なガイドラインに基づいて、参加者は、チェックリストを使う現場でどのアクションが良いか、あるいは改善する必要があるかを自由に確認することができます。この主観的な意見は、各参加者の背景と経験、あるいは実際的な判断

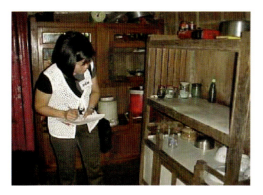

農家におけるアクションチェックリスト演習

によることからさまざまです。参加者は１つか２つの技術ポイントに範囲を制限すべきではなく、意思を決定する前にポジティブな態度で自分の視点を広げるべきです。このようにして、参加者はほんの短時間のうちに、実際のフィールドで、実行可能な多くの良好実践を確認することができます。

3．アクションチェックリストはポジティブな思考を育てます

　アクションチェックリストは、多様な作業場で適用されている良好実践や実際的な解決策の完全なリストではありません。それどころか、各チェック項目はたった１つの有用なアクションを記述しているものであり、そのチェックポイントは実際の状況を反映するためにいくつかの部分で変更されるか修正される必要があるでしょう。チェックリスト演習を通して、参加者はチェックリストの記述内容を超えて現場をチェックするよう求められていて、含まれてないチェックポイントを自由に付け加えることができます。こうしたチェックリスト設計がもつポジティブで実際的な特徴は、参加者に可能な改善を実施させる一方で、参加者が実際的な経験を増やすのを手助けします。

4．アクションチェックリストは広く適用できるトレーニングツールです

　アクションチェックリストは、改善アクションをどう達成するかについて、開かれたガイドラインを参加者に提供しているのです。どんな作業場でも良い点を確認することのできるこの実際的なトレーニングツールの広い適合性は、大きな利点です。職場の仲間と一緒にチェックリスト演習を行ってみましょう。チェックリストの記入を始める前に、仲間とともに作業場を訪れ、職場環境をしばらく見てまわります。チェックリストを手に、私たちはその作業区域について多くの良い事例を確認することができるでしょうし、同時に、改善される必要のある点について実際的な解決策を見つけることができるでしょう。

　この独特の構成にしたがって、アクションチェックリストは最近では、農業、工業、医療、農村開発、地域社会開発、環境保護、食品衛生などのさまざまな分野で適用されてきています。

Ⅰ．安全な廃棄物処理と地域内協力

1．廃棄物は安全で便利な場所に保管します。

この対策を提案しますか？

□いいえ　　□はい　　□優先

備考：..

....

....

2．廃棄物を収集者の腰の高さに設置します。

この対策を提案しますか？

□いいえ　　□はい　　□優先

備考：..

....

....

3．適切な大きさの安全な廃棄物容器を使います。

この対策を提案しますか？

□いいえ　　□はい　　□優先

備考：..

....

....

4．すべての廃棄物容器にグリップまたは取っ手をつ
　けます。

この対策を提案しますか？

□いいえ　　□はい　　□優先

備考：..

....

....

廃棄物収集者の産業安全保健向上のためのウォーム・チェックリスト

Ⅲ．アクションチェックリスト演習は PAOT の最初の部分です

　PAOT ワークショップに出席する何人かの参加者は、なぜアクションチェックリスト演習が他のトレーニング活動に先立って行われるのか、もしくはアクションチェックリスト演習を抜きにしたらどういうことになるのかと疑問に感じます。前の節で述べたように、アクションチェックリスト演習は、参加者が自分たちの自助のイニシャティブを通して、実際的な経験を獲得するように参加者を援助します。結果的に、トレーニング構成要素としてのアクションチェックリスト演習は PAOT トレーニングコースでは必要不可欠です。なぜ他のトレーニング活動の前にアクションチェックリスト演習を行う必要があるのでしょうか？以下に述べる理由がこの質問に対する答えとなります。

1．PAOTが「単なるもう一つ別のトレーニングコース」ではないことを参加者に納得させるために

PAOTは地元で応用される実際的な解決策に焦点を合わせるトレーニング方法です。他のトレーニング内容の前にアクションチェックリスト演習を行うことにより、参加者と地元の作業場との間に密接な関係が確立されます。

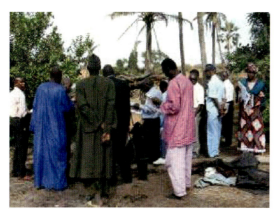 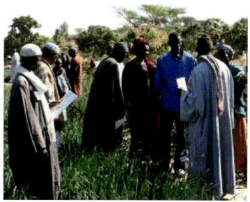

セネガルのムボロにおけるウィンド・トレーニングワークショップ中のアクションチェックリスト演習

講義の影響を受けることなく、参加者はトレーナーの考えにあまり依存しない新鮮な視点を新たに持つことができるでしょう。この新しい視点を生む行為が、参加者が地域社会の中に潜在的に存在している改善アクションを容易に確認しやすくするのに役立つでしょう。

2．トレーニングコース活動の実際的な方向づけを強調するために

PAOTの全体の内容は、現場の作業場において良い、実現可能な解決策を紹介し分かち合うことを目標にしています。トレーニングの始めにすぐ行う演習は、新しいトレーニング方法について参加者に良い印象を作り出すことになるでしょう。参加者は、新しいことを発見するように導かれ、この新しい知識転移のやり方を理解し始めるでしょう。この方法により、参加者はトレーニングコースの最初の段階で新しい知識転移のやり方について確信をもつことができるのです。

3．トレーナーによって参加者の知識と経験が重視されていることを示すために

参加者は、チェックリスト演習の現場に到着するに先立ってトレーナーからのいかなる考えや講義も受けていません。演習の間の参加者のコメントやその解決策は、参加者自身の経験と知識を正確に反映したものとなります。トレーナーが参加者のアイデアと解決策に注意を払うことで、参加者は誇りに思い、より自信を持つことができるでしょう。

4．事例の共通した出所を提供するために

チェックリスト演習を行う時、通常は、すべての参加者がただ一か所の職場だけを見ることになります。そのために、同一の共通の出所からの良い事例と情報を共有し学びあうことができる

のです。2つの異なる場所で行う場合は、異なる場所からは異なる問題点と異なる解決策が提示されることになり、参加者が実際的な解決策とアイデアをお互いに共有することができなくなります。

5．トレーニングコースの取り上げる主なテーマを紹介するために

　アクションチェックリスト演習を行っている間に、トレーナーは意識的にトレーニングコースの全体の内容を参加者に紹介しています。先に述べたように、アクションチェックリストはトレーニングコースの内容に関連する実際的な解決策のリストになっています。アクションチェックリストの実際的な現場適用により、トレーニング全体の内容が参加者に紹介され、他のトレーニング内容に先立ってトレーニングの諸目的に参加者が触れられるようになっています。

6．グループワークと参加者の積極的関与を開始するために

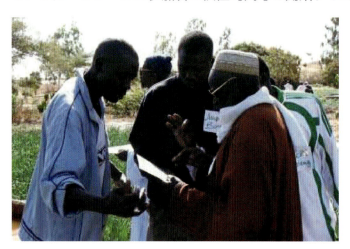

　アクションチェックリストの現場では、参加者が他の参加者と知り合うようになります。彼らはお互いに自己紹介しあったり、一緒に課題を話し合ったりします。このことが、コースの最初に積極的な参加を奨励する最良の方法となっています。

セネガルのムボロにおけるウィンド・トレーニング

7．多様に応用できる実際的なトレーニングツールの利用を促進するために

　アクションチェックリストは参加者のポジティブなアイデアを促進する実際的なトレーニングツールです。誰もが自分の労働条件を改善するための独自のアクションチェックリストを設計することができ、適用することができます。

　結論として、従来行われているトレーニングコースでは、通常、トレーナーは以下の手順で講義を開始します。
- 参加者への授業内容の主要な内容を紹介します。
- 目的を述べます。
- 参加者がお互いを知るための機会（アイスブレーク効果）を設けます。
- コース中の参加者の全面的な協力を促進します。

　これと対照的にPAOTでは、アクションチェックリスト演習を行うだけで、上述のすべての課題は1回の演習でほとんど完了します。

Ⅳ. アクションチェックリスト演習を運営する方法

　　　良くデザインされたアクションチェックリストは、参加者が改善策のためのポジティブなアイデアを作り出すのを手助けします。

　　　良く運営されたアクションチェックリスト演習は、また、参加者の視点を多領域に広げ、体系的な方法で改善アクションに優先順位をつけるのを手助けします。

　アクションチェックリスト演習はPAOTプログラムの最初の部分です。この演習の間に、参加者は実際の作業場に身を置くことになります。参加者は、彼ら自身の経験と知識を用いて現場の条件から学びます。アクションチェックリストに導かれて、参加者は実際的な改善アイデアを生み出すでしょう。何人かの参加者はこの職場をすでに知っているかもしれませんが、アクションチェックリスト演習は、参加者が論理的で体系的な方法で必要な改善点を特定していくのを手助けするでしょう。

１．アクションチェックリスト演習を行う場所を選びます

　トレーニングコースが始まる前にアクションチェックリストで学ぶための場所を準備することが必要です。コースが始まる直前までこの場所の設定を待たないほうがよいことが経験上示されています。トレーニング活動の最初のセッションはトレーナーにとってとても重要であり、したがって、アクションチェックリスト演習の場所は十分事前に、コース開始の少なくとも１日前までに計画しておく必要があります。チェックリスト演習にふさわしい場所を選ぶために役立つ考慮すべき点は、次の通りです。

● **セミナー会場の近くであること**

　アクションチェックリスト演習を遂行するために必要とされる時間は約１時間が限度です。したがって、全員がそこに行くのに最も便利な場所で実施すべきです。もし、往復に多くの時間がかかってしまうと、参加者は疲れてしまい、その次の技術領域セッションの内容にしっかり集中できなくなるでしょう。

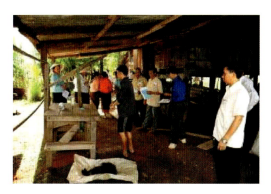

ラオス人民共和国のビエンチャンで行われたアクションチェックリスト演習

　アクションチェックリスト演習のために近くの場所を見つけるのが難しいときは、移動時間を節約するために移動手段をしっかり準備すべきです。

　チェックリスト演習にごく近い場所を選ぶか、アクションチェックリスト現場に近いセミナー会場を選ぶことができれば、トレーナーと参加者双方にとっていっそう便利です。それにより、チェックリスト演習を運営するコストを節約することが可能にもなります。

●すべての必要なチェックポイントを調べられること

アクションチェックリスト演習は、当該職場でアクションチェックリストに示されている指針に基づき、すぐ実施できる改善アクションについて主観的な意見を述べる個人的アセスメントの方法です。したがって、アクションチェックリスト演習を行う場所にすべての安全保健チェックポイントが含まれているかどうかを調べておく必要があります。もしチェックリスト演習の場所でアクションチェックリストに挙げられている項目の多くを見ることができなかったら、参加者は演習課題を十分に果たすことができません。このようにチェック項目に該当する状況が演習を行う場所にあまり見つけられないようだと、PAOT プログラムで次に行われる諸技術領域セッションにおけるグループ討議に影響するでしょう。

●十分な数の確認できる良い事例と改善点を持ち合わせていること

アクションチェックリスト演習にとっての適切な場所選びは、PAOT トレーナーやトレーニング運営者にとっての大事な取り組み課題です。トレーニングで取り上げるすべての技術領域で参加者が良い点と改善点双方を見つけることができる場所を選定することが望まれます。

- アクションチェックリスト演習の場所が良好すぎるところだったり、あるいは学習目的で訪問するような典型的なモデル職場だったりすると、参加者にとっては改善点を提案することが難しいと感じるかもしれません。何人かの参加者は、自分自身の基準を超える良い職場だとがっかりするかもしれません。このような状況では、参加者が創造的なアイデアを生み出すことを妨げるでしょう。
- アクションチェックリスト演習の場所が改善すべき諸点だけを示していて、良い事例を見つけることが難しい場合は、参加者が演習からの利点を得られないかもしれません。このような状況では、参加者は失望し、トレーニングプログラム全体を効果的だと認めることができないでしょう。

●参加者がすべての必要なポイントを観察できる適切な大きさの職場であること

アクションチェックリスト演習を行う範囲をあまり広げるべきではありません。すべての必須な演習課題は、移動時間を除いての割り当て時間内で完了しなくてはなりません。大きな職場を選ぶと、参加者の観察に影響を与えます。参加者の多くはアクションチェックリストのいくつかの部分を省くようになり、これらの観察点の欠如は、次の技術領域セッションでのグループ討議のさいに不利になります。

2．アクションチェックリスト演習に必要な時間

1回のアクションチェックリスト演習の時間は、最大で1時間です。ただし、アクションチェックリスト演習のために必要な時間は、現場の条件やトレーニング目的によって多少長くなったり短くなったりすることがありえます。この特別な演習セッションにとっての妥当な時間を注意深く決定し、時間限度をすべての参加者にはっきりと伝えておかなければなりません。タイムキーパーがいないために参加者が退屈したり、集中を欠いたりすることがないようにします。

3．オリエンテーションと説明内容

アクションチェックリスト演習を始める前に、すべての参加者に次のようなオリエンテーショ

ンを行いましょう。
- すべての参加者を集め、アクションチェックリスト演習の場所を明瞭に紹介します。できれば、参加者がアセスメントのために歩き回る部門や区域を事前に説明し、そこに到達する方法についての情報を知らせておくべきです。
- 参加者はアクションチェックリストをどう使うかについての説明をしっかり理解する必要があります。私たちは、全員がどうチェックするかと、すべてのチェック項目にどう記入するかを理解していることを確かめておかなければなりません。特に、「はい」、「いいえ」、「優先」、「備考」(「アクションチェックリストの使い方」を参照)の記入についてはっきり理解していることを確かめておかなければなりません。
- 何人かの参加者はチェック項目の内容をはっきり理解できないかもしれません。ファシリテーターは、チェック項目を手短に説明し、参加者がよりよく理解できるように全部のチェック項目を誰かにゆっくりと読んでもらうべきです。
- アクションチェックリスト演習の場所に着いたら、チェックリストに記入し始める前に職場を歩きまわり改善すべき点をいくつか見つけておくように参加者に促しましょう。
- 参加者がそれぞれ自分で判断するように、また良好実践事例を探すように勧めます。もし必要ならば、経営者か現地職員から追加の情報を得ます。
- 参加者に当該職場のネガティブな点をどのような点についても批判しないように助言します。しかしながら、現場の条件に適合してこれらの弱点をいかに改善するかについて実現可能な考えを見つけるように動機づけます。
- 参加者に、アクションチェックリスト演習の結果は、トレーニングコースの次段階のグループ討議のさいに参考にすることを伝えておきます。

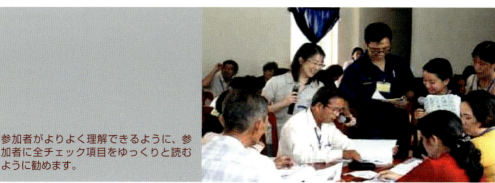

参加者がよりよく理解できるように、参加者に全チェック項目をゆっくりと読むように勧めます。

実際的な低コストの解決策

第4章

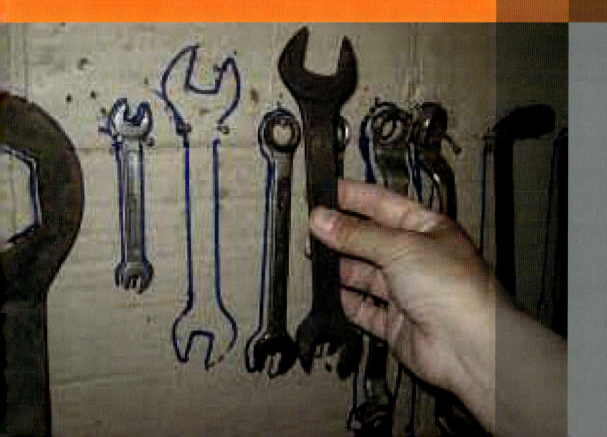

Ⅰ．PAOT プログラムにおける実際的な低コスト解決策の有用性

Ⅱ．実際的で低コストの良い事例を選ぶ方法
 　1．シンプルであること
 　2．現実であること
 　3．明瞭であること
 　4．低コストであること

Ⅲ．写真を撮影し良い写真を選ぶこと
 　1．良い事例を示す写真
 　2．ネガティブな点や失敗例を示す写真
 　3．ポジティブな点とネガティブな点が混在する写真

Ⅳ．良い事例の写真と PAOT メッセージの伝達
 　1．写真を撮る前にその正確な「メッセージ」がわかっていることを確かめます
 　2．地元の良い解決策を直接探して写真を撮ります
 　3．何枚の写真が必要ですか

Ⅴ．技術領域セッションの設計
 　1．技術領域セッションの原則
 　2．主な課題
 　3．技術領域セッションの構成
 　4．技術領域セッションにおけるプレゼンテーション

第
4
章

Ⅰ．PAOTにおける実際的な低コスト解決策の有用性

　PAOTプログラムは、実際的な低コストの解決策に力点をおいています。こうした解決策は、参加者の自助努力のイニシャティブ形成において主要な役割を果たします。現場の人々がポジティブなアクションをとるよう動機づける最良の方法は、同様な職場条件のもとで行われた良好実践を共有することです。同じ経済状況にある他の人々からの良い事例をみることによって、参加者は現実の改善アクションに向けて刺激を受けることになります。しかし、参加者自身の優先すべきアクションを見つけやすいよう支援するためには、いくつかの取り組み可能な良い事例を紹介することが必要です。

　したがって、PAOTファシリテーターの主な課題は実際的な低コスト解決策の事例を収集することです。

　典型的な地元の良い事例から学ぶことは、参加者が改善アクションを始めるのを励ます実際的な方法です。それに加えて、典型的な良い事例から学ぶことは、その解決策の質のよさ、改善する技術的な方法とスキルの詳細、使う材料とコストについての必要な情報を参加者に伝えることにもなります。

Ⅱ．実際的で低コストの良い事例を選ぶ方法

　弱点や失敗の代わりに地元の良い解決策に焦点を合わせることによって、私たちは参加者にポジティブな態度を徐々に確立することになります。しかし、参加者のイニシャティブを励ますために、適切な低コストの良い事例をどのように選ぶのでしょうか？私たちがすでに収集した解決策の中から、どの解決策が最も実際的で低コストであるかを、どのように確認するのでしょうか？1つの技術領域セッションを完了するために必要な時間はどのくらいの長さなのでしょうか？写真は常に関心を引きつけますが、参加者は同じ解決策をあまりにも多数見せられると退屈してしまいます。ここでは、前もって述べられたポイントに答えるためのいくつかのヒントを示します。

1．シンプルであること
シンプルさは参加者のアクションを促進します

　シンプルな解決策は、だれにでも確実にポジティブなアクションを刺激します。最近では、消費者を引きつけるために、大部分の家庭用電気器具の操作は複雑な説明を減らすためにできるだけシンプルなものになっています。もし同じ価値のある商品2つを提示された場合、多くの人は、よりシンプルなものを選ぶと私たちは確信をもって言えます。

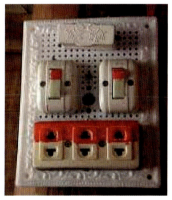
どの操作に該当するかを明確にするためにスイッチに赤色を用います

　PAOTプログラムは地元の職場に存在するシンプルな良好

実践を常に探します。シンプルな解決策やガイドラインは、人々にすぐのアクションを行うよう動機づけるでしょう。解決策がシンプルであるほど、参加者の創造力は刺激され、そして参加者の労働条件は大いに改善されるでしょう。

２．現実であること

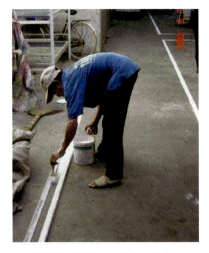

運搬用の通路にマークをつけます

地元の低コストの良い事例は、PAOT プログラムの実に力強いトレーニングツールです。多くのファシリテーターは、参加者に単に良い事例の写真を見せることができれば、それだけで地域社会の人々の参加を動機づけるのに十分だと信じています。地元の良好実践は、通常は、地域の人々にかなりよく知られていることを賢く理解すべきです。地域の人々は自分たちの状況を私たちよりもずっとよく知っているのです！私たちがその地元に当の解決策が適用できるかどうかについて確かでなければ、あるいは単に正しいメッセージを伝えるだけの目的でその地元の条件では存在しない解決策を提案しようとすれば、協力を渋る参加者に直面することになるかもしれません。非現実的な良好実践を１つだけでも示されると、参加者は私たちの技術的な内容について、残りのすべての良好実践について疑問を抱くかもしれません。PAOT プログラムにおいては、私たちは、現実の地元の良好実践事例に焦点を当てるべきですが、そうした賢いアイデアの出所をはっきりと述べ、なぜ良い事例を用いるかの理由も述べるべきなのです。

３．明瞭であること

私たちは皆、明瞭な写真とイラストは力強いメッセージを伝え、あまり説明を必要としないことを知っています。人々がそのメッセージに集中することができるようにするには、はっきりとした写真とイラストを選びます。写真が明瞭であるほど、参加者を納得させるのが容易になります。この理由から、私たちが写真やイラストを選ぶときには、その写真なりイラストなりの背景に注意を払うことが必要です。その写真が多くの無関係な事項を含んでいれば、人々は混乱したり、共有したいと私たちが考えているメッセージについて誤解したりするでしょう。写真の中に多くの詳細な点が含まれていることは、参加者が良い点を認識することを困難にするでしょう。PAOT ファシリテーターのための有用なヒントを以下に示します。

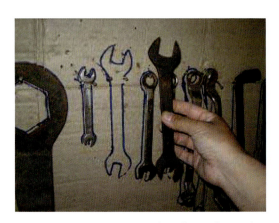

工具用のひとつひとつの置き場を定めた「ホーム」

- 私たちが強調したいメッセージだけに焦点をあてます。可能なら、画像処理ソフトウェアの

トリミング機能を用いて写真の中の不必要な内容を切り取ります。
- 人々が公共の場で姿をみせることを望まない場合は、その人々の顔が入った写真は使わないようにします。正しい姿勢を示したり、写真に人々を入れる必要があったりする場合には、背後から写真を撮るのがよいでしょう。プライバシーと秘密を保持することは、参加者のより多くの参加を得る点で成功する鍵になります。
- 私たちはプロのカメラマンではありません。しかし、職場における良い事例を見つけた場合、出来るだけ明瞭に写真を撮るようにします。写真が暗すぎるか不明瞭でメッセージを説明できない場合は、その写真を取り除きます。
- イラストはメッセージを伝える最良の方法ですが、背景の詳細がほとんど含まれないようにシンプルに描くべきです。イラストには、参加者の間で批判の話題になる可能性のある小さなネガティブな点を避けます。もっとも重要な提案は、人々の文化と地元の慣習を尊重することです。

4．低コストであること

なぜ低コストの解決策が地元の人々にとって最も魅力的なのでしょうか？私たちは多数の地元の良好実践事例を収集していたりしますが、その中で低コストの良い解決策が、PAOT プログラムの技術領域教材のためには常に最良の選択です。そうした低コストの良い解決策を注意深く見ると、その解決策をシンプルで、効果的、実際的なものにして、入手可能な地元の材料をフルに活用するための地元の人々のすばらしい努力を見てとることができます。低コストの良い解決策は、常に、地元の人々からの知恵と実際的な諸アイデアの組み合わせによって示されます。したがって、低コストの良い解決策は、その地元の経済状況の良し悪しに関わらず、地元の人々のイニシャティブを刺激するもっとも良い方法です。

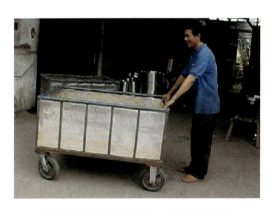

現場で手に入る材料で作った手押し台車

要約すると、実際的で低コストの良い解決策は、PAOT で用いる教材の主要な内容に大いに貢献します。これらの解決策は、改善アクションを行うように参加者を動機づけて、彼らが改善アクションを容易に適用することができることを皆に示します。そして、実際的な低コストの良い解決策はその地元ですぐに受け入れられていくのです。

Ⅲ．写真を撮影し良い写真を選ぶこと

PAOT プログラムでは、写真が主要な役割を果たすことを覚えておきましょう。トレーニングプログラム全体は、職場からの低コストの良い事例を示す写真に大いに左右されます。したがって、良い事例を示す写真の収集は、トレーニングの教材やツールを参加者にとってもっと興

味を引くものにするために必要です。その反対に、私たちがネガティブな側面を示す間違った写真を選ぶと、それは私たちの大いなる努力にダメージを与えるかもしれません。

PAOTプログラムは、職場において広く適用された良好実践に多くの注意を払います。したがって、写真を撮り良い写真を選ぶことは、PAOTファシリテーターにとって鍵となる課題です。写真を撮影する場合は、私たちは目的を説明してその人たちに許可を得なければなりません。作業区域で撮影する必要のある写真には、以下のようないくつかの種類があります。

1．良い事例を示す写真

異なった職場で広く適応されている良好実践は、写真にとって最良の選択です。事実、これらの良い事例は、すでに現実で試され、地域社会に一般的に受け入れられているものであり、参加者にとって、より説得力があります。私たちは、地域社会の人々の自己努力によって開発された低コストの良好実践はPAOTプログラムにおける宝であることを覚えておくべきです。これら価値ある良好実践は、撮影者の一切の特別の手配を加えることなく撮影するべきです。

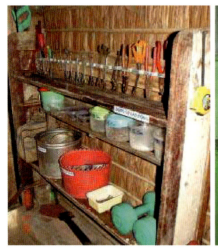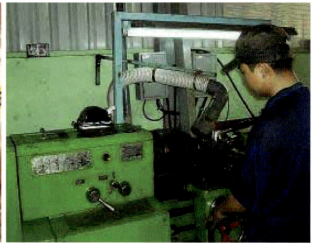

農家における農業用工具のための多段の棚　　機械工場における金属粉じんを吸入するシンプルな局所排気装置

一つ一つの良い解決策の成功した話は、技術領域教材のプレゼンテーションの中で、明確に述べるべきです。そうすれば、参加者は、その成功した話を分析し自分の条件と比較する機会をもちます。地域社会の人々によって行われ、トレーニングの話題にも見合った良好実践は、高い説得力があり、参加者の基本的なニーズを満たします。したがって、これらの良好実践は特別の資料群として分類しておき、私たちの技術領域の内容に適切に挿入すべきです。私たちは、私たちのトレーニング資料を改善するために、これらの良好実践のできるだけ多くの事例を集め、そして、このポジティブなアプローチの普及を促進するために私たちの同僚および友人と共有していくよう努めるべきです。

2．ネガティブな点や失敗例を示す写真

ネガティブで非効率的な事例は職場と地域社会でひんぱんに見出されます。PAOTプログラ

ムでは、以下のいくつかの理由でファシリテーターがこうした事例を収集するのを推奨しません。
- ネガティブな事例は常に行き詰まり状態にあたり、人々にどのような実際的なアイデアも示すことができません。
- ネガティブな事例は、実際的なアクションに結びつくには、かけ離れています。
- ネガティブな事例は、改善アクションのためのヒントを示すことなしに、常に現状批判だけを表しています。
- ネガティブな事例は、人々をがっかりさせます。

したがって、ネガティブな事例は PAOT プログラムではめったに使われません。ネガティブか弱点のある事例が集められる場合には、PAOT 方式では、私たちがこれらの特殊な例において、いくらかの進歩がなされたと確認できるまでその事例を保管するように勧めます。前後の写真を見せることで、私たちは改善アクションの進捗を示すための事例検討としてこうした事例を使うことができます。

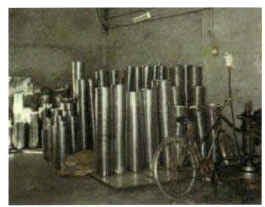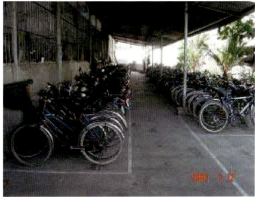

アルミニウム製品工場の駐輪場：改善前と改善後の写真

3．ポジティブな点とネガティブな点が混在する写真

写真を撮影するとき、私たちは時にポジティブな点とネガティブな点が混在している場合を見つけます。それらを分けることはかなり難しいです。私たちはトレーニング教材としてこれらを使うべきでしょうか？

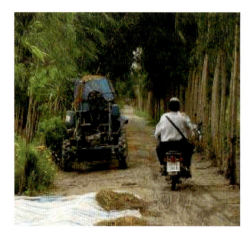

この写真は2方向交通のできる、稲作用の水田に行く見通しのよい通路を示します。しかし、この通路には多くの障害物（道端の自転車置き場や道を横切るように置かれている稲藁やプラスチックのタンク）があり、十分な広さがないようであり、また乗り物が道路を走る代わりに駐車しているように見えます。バイクの運転者や同乗者はヘルメットをかぶっていません。

トレーニングにおいてこれらの写真を使う不利益について、分析してみましょう。

- 通常は、参加者は強みの代わりに弱点に焦点を合わせる傾向があり、したがって、ネガティブなメッセージがより強調されるようになります。このような写真は無意識に参加者のポジティブな思考を妨げることになります。
- この写真は参加者がアクションを起こすにさいして悪い印象を与えます。その結果、参加者は改善にあたって最善をつくそうとせず、現状に満足し、ときには前進することをためらうようになります。
- 写真がポジティブな面とネガティブな面の両者を示す場合、トレーナーは特別な説明をすることに特別に努力しなければなりません。こうしたアイデアは、参加者の創造性を制限することになるでしょう。

この不利益から、PAOTプログラムではこれらの事例をまれにしか使いません。これらの事例は、全部のセッションの振り返りもしくはブレーンストーミング演習の間だけに役に立ちます。

Ⅳ．良い事例の写真とPAOTメッセージの伝達

1．写真を撮る前にその正確な「メッセージ」がわかっていることを確かめます

　実際的な低コスト事例の写真は、参加者自身のイニシャティブに基づいて、どう問題点を解決するかについてポジティブな視点を参加者に提供します。ワークショップを開催している間、トレーナーはメッセージの伝達について確信していなければなりません。私たちの主要な課題は以下の通りです。

Ⅳ．良い事例の写真と PAOT メッセージの伝達 | 69

- 良い点や潜在的な改善解決策を見つけるようにします

  ほんの小さなことであるかもしれませんが、各写真の中の可能な良い点をグループで分析します。この準備作業は、資料集のなかに良い事例写真を分類しておくことや、参加者に正確なメッセージを伝えていく点で、ファシリテーターにとても有用です。グループワーク活動の間に、良い事例写真における潜在的な改善点はグループ討議を通じて、容易に確認できるのです。

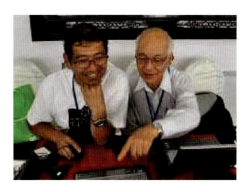

- 良い事例写真の利点と限界についての明確なアイデアをもちます

  それぞれの改善、アクションや解決策は、常にそれ自身の限界があります。ファシリテーターは何が一つ一つのアクションの限界なのか確認しておくべきです。この努力は、どの正確なメッセージが伝達されるべきか、どの鍵となる詳細事項をそれに含むべきかをファシリテーターが決めるのに役立ちます。

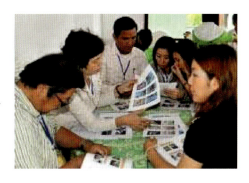

2．地元の良い解決策を直接探して写真を撮ります

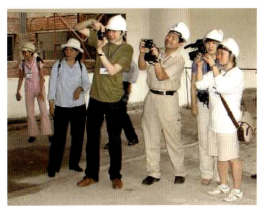

ファシリテーターが、同僚や撮影者の援助を求める代わりに、自分自身で良い事例写真を撮影することは、ずっと効率的です。PAOT プログラムにおける良い事例写真は、必ずしも特にすぐれた写真である必要はありません。誰もが写真撮影できるのです。ファシリテーターは改善の価値を十分に理解できることを覚えておきます。したがって、ファシリテーターはどの詳細事項がその写真にとって必要かを確認することができるのです。一方、撮影者は技術的な側面により注意を払うかもしれません。もし、私たちがすばらしい良好実践を見つけたとしても、写真を撮った本人がその価値のすべてを表現できなかったとしたら、残念なことでしょう。

3．何枚の写真が必要ですか

それぞれの良い事例写真は職場の効果的な解決策や良好実践を示します。その数を制限することは難しいです。一つ一つの実際的で低コスト解決策が、現場の宝物です。私たちは、その利点

をすべて活用するためにあらゆる努力をするべきです。しかし、技術領域セッションのプレゼンテーションにおいて、私たちはあまりに多くの良い事例写真を見せることで、参加者の混乱を招かないようにすべきです。プレゼンテーションで取り上げるそれぞれのルールにつき3～4枚の写真だけ選び、残りはたとえ良い写真であるとしても省略します。

反対に、私たちが提示したいテーマに関連した良い事例を示す写真を十分な数持っていなければ、トレーニング教材を完成させることはかなり難しいです。この問題を解決するために、現場訪問ではどんな写真撮影の機会をも逃さないように努めるべきです。

- もし迷うなら、すべての良い事例を写真に撮り、後で仕分けします。
- 私たちが職場での非常に多くの良好実践を見つけはしたが、メモリースティックが満杯だったり、またはバッテリーがほとんど空だったりする場合、最も良いいくつかを撮影して、残りをメモしておきます。必要なら、後でまた写真撮影に行くことができます。
- 現場訪問にさいして、よく準備します。とりわけ質の良いカメラ、メモリースティックとバッテリー電池をよく準備しておきます。この有用なアクションは、どの写真が使えるか、どの写真がよくとれていなかったか、どんな写真を再撮影すべきかについて、振り返ってみる助けになるでしょう。

要約すると、現場訪問中は、どんな撮影チャンスをも逃さないようにするべきです。実際的な現場の低コスト解決策なしに、私たちのトレーニング教材を完成させることはできないのです。

V. 技術領域セッションの設計

技術領域の内容のプレゼンテーションは、PAOT プログラムの主要な活動です。技術領域セッションによく合致する実際的な低コストの良い解決策を適切に組み込んでおくことと各プレゼンテーションのリハーサルは、PAOT ファシリテーターの鍵となる任務です。

1. 技術領域セッションの原則

● 問題よりも解決策に向けた方向付け

この点は、技術領域セッション設計以前から始める基本コンセプトです。実際的な解決策だけを技術領域のインプットに含めることが推奨されます。そうすることが、参加者がアクションを実施するときに参加者を動機づける適切な方法だからです。技術領域プレゼンテーションの始めから、私たちは、職場で収集された実際的な解決策によりポジティブで創造的な雰囲気を作り出さなければなりません。それと対照的に、もし問題点に焦点をあててしまうと、技術的な特徴に向き合うこととなり、このトレーニングは通例の伝統的な技術トレーニングになってしまうでしょう。

● 最悪のケースや存在する問題点ではなく、良い事例を示すこと

PAOT プログラムの成功は、職場にある実際的な良い事例を広く応用できるかによって決まります。私たちは解決策を示す写真をいくつも見せることができるかもしれませんが、それらを

全部取り上げずに、参加者を動機づける可能性のある写真だけに焦点をあわせるべきです。トレーニングの有効性は、良い事例写真が選定されているかどうかと、参加者のニーズに見合った実際的なルールや原則の中に写真を組み込めるかどうかに左右されます。

失敗例や最悪のケースは、取り除いておく方がよいです。それが単なる歌や寸劇であっても、取り除きます。最悪のケースはなにかの有用な教訓を与えることができますが、そうしたケースは参加者にあまりにも多くの欠陥点を示すので、技術領域セッションから除外した方がよいでしょう。

２．主な課題

- 最適なテーマ群を選びます
    - 実際的で、なおかつ参加者の緊要なニーズを反映したさまざまなテーマ。
    - 労働条件を他の生活側面と関連づけるさまざまなテーマ。

- 改善ガイドラインを提示します

改善ガイドラインはPAOTプログラムにおける技術領域セッションの内容の基幹です。参加者は、改善ガイドラインとそれに続く良い事例から実際的な助言を思い起こすでしょう。したがって、ガイドラインは短い文章で表現されていて、容易に理解できるものであるべきです。私たちは机に座ってだけいて、PAOTプログラムの技術領域セッションのためのいくつかの改善ガイドラインを作成し続けることはできません。私たちの経験では、改善ガイドラインは私たちが既に集めた実際的な良い事例に基づいて作成されます。

PAOTプログラムにおける改善ガイドラインの作成は以下の基本ステップに従います。

- ステップ１：PAOTのコアトレーナーたちが集まっていくつかのグループに分かれて、収集したすべての良い事例を振り返ります。

- ステップ２：同じテーマの良い

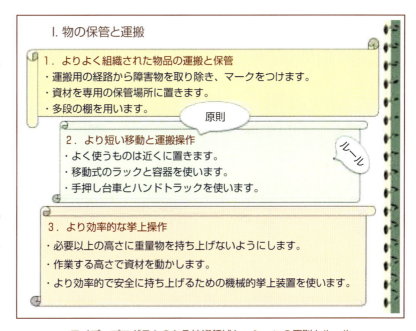

ワイズ・プログラムのある技術領域セッションの原則とルール

事例写真をグループに分けて分類し、これらの写真を代表する表題をつけます。

- ステップ3：投票法を用いて、各表題ごとに1つのガイドラインにまとめます。すべてのグループ間の合意に到達するには、全体討論は有効な方法です。

- ステップ4：いくつかの改善アクションからなるガイドラインを策定します。その内容を私たちが伝えたいメッセージと適合するものにします。

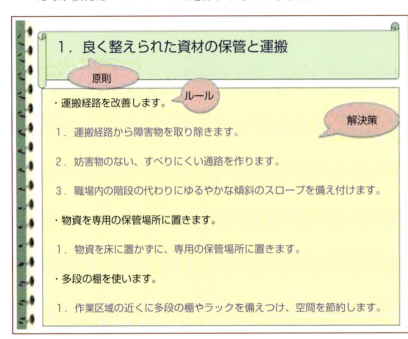

ウィンド・プログラムのある技術領域セッションにおけるシンプルな原則、ルールと解決策

● 良い解決策を挿入します

改善ガイドラインに基づいて、各ガイドラインごとに同様のメッセージを伝えている適切で実際的な低コストの解決策を挿入します。ネガティブな事例や参加者にとって見慣れない事例を示すのは避けます。

私たちの主な課題は、弱点に対するコメントや教訓を伝える代わりに、良い解決策を参加者と共有することです。写真がはっきりと解決策を説明している場合には、その解決策について補足説明をつけないことが勧められます。

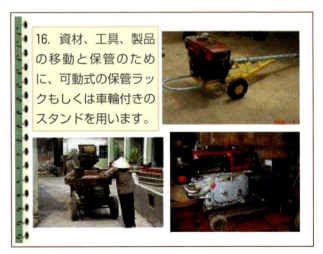

ウィンド・プログラムにおける解決策の一つと地元の良い事例写真の例

- パワーポイント形式のスライドを効果的に使います

パワーポイント形式のスライドに示すルール、イラスト、写真は、明瞭で簡単に理解できるものでなければなりません。スライドには、はっきりとした用語と大きな文字を使うことが強く勧められます。あまりにも多い詳細事項は、参加者を飽きさせ、疲れさせます。今日では、プロジェクターが広く普及しています。これらの機材により私たちの仕事はより簡素で効果的になりました。

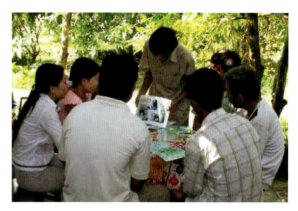

ミニウィンド・ワークショップ

電気のない場所（都市から離れた地域）では、大きな写真を載せた写真シートの小冊子を作成し、参加者の前でその写真を掲げて示すことができます。

3．技術領域セッションの構成

PAOTプログラムでは、技術領域セッションにおける各プレゼンテーションは20分以内で企画します。各セッションでこれに続いて行われるのは、グループワーク（20分）、グループ発表と全体討議（20分）です。各技術領域セッションはおおよそ1時間程度になるでしょう。

プレゼンテーションが長ければ長いほど、参加者が飽きたり、関心をそらす様子を見ることが多くなります。私たちの主な課題は、一つの技術領域についてのプレゼンテーションを20分以内に終えるように構成することです。

各技術領域セッションでは、一般に2～3の改善ガイドラインを取り上げます。各ガイドラインは、3～4の改善アクションから成り、各々の改善アクションは3～5の解決策から組み立てられます。しかし、改善アクションの数は解決策の数次第で増やしたり減らしたりすることができます。

結論として、1日から2日のワークショップで、PAOTファシリテーターは2～5の技術領域セッションを行うべきです。

4．技術領域セッションにおけるプレゼンテーション

技術領域セッションは、PAOTワークショップの主要な内容です。技術領域セッションでは、参加者に、職場から収集した実施可能な低コストの良い解決策に基づいた実際的な問題点の解決方法を紹介します。PAOTプログラムのファシリテーターは、参加者が技術領域セッションの内容を把握することにではなく、さまざまな改善を実施することに向かうようにいかに励ましたらよいかを知るべきです。したがって技術領域セッションにおけるプレゼンテーションの表現方法は特に重要です。

● 簡潔なこと

写真は、技術領域セッションのほぼすべての内容を形作ります。これは、PAOT 方法の特徴です。たとえ、プレゼンテーションが参加者にとって興味あるものだったとしても、ファシリテーターはプレゼンテーションを長くすべきではありません。各技術領域インプットは 20 分以内が限度です。

● 良い解決策を共有すること

参加者に講義する代わりに解決策を共有するほうが良いです。ファシリテーターは、写真の中の良い点をみることにより参加者を援助し、励ますことだけをすべきです。写真の中のいかなる弱点も指摘するのを避け、リスク要因についての討議を基にすすめることも避けるようにします。このトレーニングは技術的側面を伝えるように設計されたトレーニングコースではないので、技術的な内容の追加は必要ありません。すぐの解決策に重きをおくポジティブな姿勢を保ち、参加者から出された実際的なアイデアを要約していくように努めます。

● 全員の参加を励ますこと

PAOT ファシリテーターはトレーニング内容をプレゼンテーションするさいは、自ら参加し協力する態度をとり、それによって参加者がいっそうくつろいで自分たちのアイデアを説明していくようにすることが勧められます。このトレーニングコースの成否は、トレーナーやファシリテーターの振る舞いによってではなく、完全に参加者の積極的にとる行動によって決まるのです。そうした事情から、ファシリテーターは以下のことをすべきです。

- 問題点を解決するように参加者を導くのではなく、参加者がシンプルで低コストの解決策についての知識を豊かにし、将来の改善アクションのための自分自身のイニシャティブを高めることを助けます。
- 参加者がその経験を使って、優先すべき問題点と、地元で利用可能な資材とスキルを用いて行う効果的な解決策とを識別できるようにします。
- 参加者から出される質問について私たちの意見を強要しないようにします。そうではなく、ほかの参加者がその質問に答えるように励まし、参加者同士で実際的な討議を行うように導きます。

この方法は、参加者がクラスの中心であると感じることを可能にします。参加者のアイデアは重要です。そして、問題点を解決していくよう全員が一緒に参加します。トレーナーによる干渉は、すぐに参加者の協力を制限し、参加者の創造的なアイデアが出にくい影響を与えるでしょう。それと対照的に、暖かく親しみのある姿勢は、参加者の心を開き、参加者が自分たちのアイデアについて話すことを促進するでしょう。多くの難解な用語を用いることで、私たちは重要だ、と示すべきではありません。明瞭なプレゼンテーションを行って、適切な見通しと態度を持つ人々と協力する準備ができているように心がけます。

グループワーク

第5章

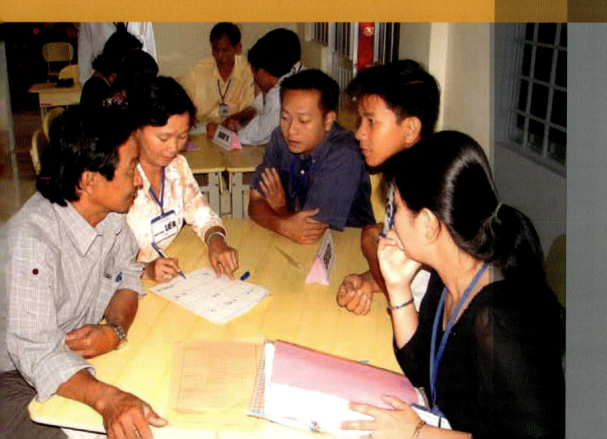

Ⅰ．少人数によるグループワーク
　　１．グループワークの利点
　　２．生産的なグループ討議の促進

Ⅱ．チームワークと合意形成

Ⅲ．改善策の実施
　　１．改善策の実施における原則
　　２．変化のための戦略
　　　　ステップ１：段階的な解決策を進展させます
　　　　ステップ２：あなたのアイデアがうまくいくことを確かめます
　　　　ステップ３：同僚と現場の人々の支持を結集します
　　　　ステップ４：長続きする改善策を実施します
　　　　ステップ５：変化をきちんと運営します

Ⅳ．まとめ

第5章

Ⅰ．少人数によるグループワーク

1．グループワークの利点

　グループワークは、どの方式のPAOTトレーニングプログラムでも採用されている中核となる方法です。グループワークは、グループ討議と討議結果のプレゼンテーションとからなります。PAOTトレーニングは少人数のグループを活用しますが、各グループはおよそ5名から8名の小グループに限られ、理想的には6名ないし7名です。少人数のグループであるという点が、活発なグループ討議を行うための第1の鍵です。人数の多いグループでは、内気な参加者は討議に参加しないかもしれません。グループの人数が少なすぎる場合は、参加者たちは良い解決策を見つけられないかもしれません。少人数のグループ討議は、参加している労働者、農民、経営者のためらいや恥ずかしさを軽減することができ、彼らが自分の体験とアイデアを積極的に発言するのを促すようになります。また、参加者がお互いの経験から学び合い、実際的な解決策が見つけられるよう互いに協力し合うよう促します。

　積極的な学びの方法として、グループワークは、参加者たちの間にチームワークに基づく思考様式を育成し、合意形成およびプレゼンテーション準備のための相互協力を高めます。生産的なグループワーク経験を重ねることを通じて、参加者たちは、PAOTトレーニングに出席した後に、改善策を実施していく協力を維持し、その協力をさらに発展させていきます。

　こうした利点から見て、グループワークはPAOTトレーニングにとって不可欠です。グループワークは、通常、各技術領域プレゼンテーションの後に行われます。PAOTトレーナーは、誰もが討議に参加できるように、明確で理解しやすい討議課題を設定しなければなりません。また、トレーナーは、グループのメンバー全員が、グループワーク時に実際的な解決策にたいする自分たちの提案について意見を述べるように励ます必要があります。ときには、参加者の中には内気すぎて意見が述べられず、黙ったままでいる人があり得ます。その反対に、口数が多すぎて、議論をほとんど支配してしまいかねない参加者がいる場合があります。このような状況を避けるため、PAOTトレーナーは、みんなが発言し、互いの意見を尊重すべきだということを、グループメンバーにやんわりと気づかせる必要があることもあります。

　PAOTトレーナーは、グループワークが確かにうまく進行するように、室内のレイアウトについて十分に配慮する必要があります。各グループのメンバーが、平等に参加しているという意識を共有している必要があります。この状況を確保するために、グループワークでは、指導者や追随者といった区分は不要です。このことを徹底するために、PAOTトレーナーは、それぞれの討議グループごとに、一つの丸テーブルと十分な数の椅子を用意しなければなりません。グループワークを行う部屋は、十分に明るく、快適で、心地よい部屋でなければなりません。プレゼンテーションの画面を全員がはっきり見えるようにし、またPAOTトレーナーがすべての人の顔をはっきりと見ることができるようにすべきです。

　PAOTプログラムでは、何回も行うグループ討議は、チェックリストを適用した事前の職場

訪問の結果に基づいて行われます。各技術領域セッションにおいて、PAOT トレーナーは通常、次の 2 つの設問について議論するよう提案します。

　　１．チェックリスト演習の結果から、 3 つの良い点を挙げてください。
　　２．改善を必要とする点を 3 つ挙げ、これらの点をどう改善するかのアイデアを出してください。

　参加者は良い点についても、改善点についても、多くの意見を持っているかもしれません。しかし、PAOT トレーナーはそれぞれ 3 点ずつに焦点をあてるよう促します。参加者の中には、こうしたアプローチになじみがない人もいるかもしれません。トレーナーは、これが改善策のための実際的アクションに優先順位をつける練習であることを伝えます。あまりにも多くの改善点があると、その改善点を実施することが難しくなります。また、この練習は、参加者間の合意形成にとっても役立ちます。多くの回答例の中から、参加者は実際的な解決策として最も重要なアイデアを 3 つずつ選ぶことができるのです。

２．生産的なグループ討議の促進

　ここでは、PAOT のグループワークを上手に進めるためのアイデアやヒントをさらに挙げておきます。

２-１．多くのアイデアの中からアクションに優先順位をつけます

　改善策について優先順位を 3 つに絞ることが、グループワークにおける重要な取り組み課題です。グループの各メンバーは、それぞれ異なるアイデアを持っているかもしれません。チェックリストを適用して職場における 3 つの良い事例と 3 つの改善点を決めていくことで、参加者たちは、系統だった方法でこの課題をうまく処理することができます。

アクションチェックリストについて、もう一度確認しておきましょう。
- ●「いいえ」に印をつけた項目は、そこから参加者が学べる良い事例を意味します。
- ●「はい」および「優先」に印をつけた項目は、改善が必要な点であることを意味します。

　グループワーク中は、各参加者は自分が"いいえ"と"優先"に印をつけた項目を見直して、良い事例をひとつと、改善を必要とする点をひとつ選び、グループ内で発表します。各グループではメンバー全員のアイデアを集め、グループの意見として合意に達し、良い事例 3 つと改善すべき点 3 つを最終的に決定します。

　こうした実際的な手順は、参加者が、自分たちの地域社会で良い解決策と事例をどう見つけ、どう合意に達するかの方法を学ぶのに役立ちます。討議の設問はシンプルなものです。参加者は、通常、こうした合意形成の手順に従った生産的な討議を楽しんで行います。グループ討議のこうしたポジティブな経験は、自分の職場に戻った後に、共同して行う改善活動を目指して仲間の労働者や近隣農民たちと協力活動を推進していくさいに役立つでしょう。

2-2. 良い解決策はさまざまな意見から導きだされます

　PAOT では、グループワークを含めて、すべての活動の鍵となる概念として、「参加型アプローチ」を強調しています。参加者に対し、労働者と経営者が自分たちの作業場における解決策に関して最善のアイデアを持っていると伝えることが重要です。農民は、自分たちの農地や田地について最善の解決策を知っています。一つ一つの良い解決策は、多くの人々の幅広いアイデアから導き出されます。ひとりのアイデアや意見は限られています。さまざまなグループメンバーからの多様な意見は、限られた討議時間内で、より良い解決策を数多くもたらす豊かな情報源になります。さらに重要なのは、参加者間の積極的な対話と討議は、グループ討議の前には誰も思いつかなかったような新しいアイデアと解決策をしばしば生み出すことです。

　グループワークでは、PAOT トレーナーは参加者に対し、改善策についての自分たちの実際的なアイデアを出すよう促し、働きかけることができます。改善すべき点を指摘するだけで満足し、どう改善するかについての自分たちのアイデアを出すのを忘れてしまう参加者やグループがあるかもしれません。**改善すべき点を 3 つ選び出すことは準備段階にすぎず、3 点ひとつひとつについての実際的な解決策を見つけることが、グループワークに求められる真に重要な成果なのです。**技術領域セッションで発表された地元に存在する良い事例から、すでに参加者たちは、低コストで実現できる多くの実際的なアイデアを得ています。自職場における自分たちの知識と経験を利用することで、参加者は、自分たちの現実の労働条件に適合した実際的な解決策を見つけるためにそれぞれのグループ内で協力することを楽しむことができるのです。

2-3. 良好実践アプローチを強調します

　すでに述べたように、PAOT プログラムでは、地元の職場にすでに存在する良好実践と強みを取り上げ、トレーニングの参加者には、弱点や問題点に目を向けるのではなく、そうした良好実践と強みから学ぶよう伝えます。トレーニング参加者はチェックリスト演習からも、技術領域セッションからも、良い解決策の例を数多く学びます。さらに、グループワーク方式のおかげで、参加者はいかにして現実の条件に即した適切な解決策をどう見つけていくかを知ることができます。

　他の職場の良い点に目を向け、それを自分の職場に反映させるよう努めましょう。グループ討議中の参加者たちが、職場の弱点について話し合う場合、解決策につながる強みとポジティブな点に目を向けるように促します。さらに指摘したいのは、私たちは「改善点」という言葉を使うべきことです。私たちの仕事は、ポジティブな変化をもたらすことであり、弱点について話すことではありません。参加者が「改善点」という言葉を使うときには、参加者は、変化を起こす準備ができている段階にあるのです。参加者の誰かが、困難な点ではなく、改善する実際的な解決策を見つけられるなら、トレーニングの参加者たちは、きっと同様の解決策を応用できるはずです。ポジティブな姿勢で職場を見ること、問題指向ではなく対策指向であり続けることが、常に大切です。

Ⅱ．チームワークと合意形成

チームワークと合意形成もまた、トレーナーと参加者がグループワークから学べる重要な側面です。実際この2つは、長期的、持続的アクションにつながる、PAOT プログラムの重要な成果なのです。PAOT プログラムを通じて、参加者はチームワークの考え方について、と継続的な改善活動に対する合意づくりについてトレーニングを受けます。

各技術領域セッションとそれに続くグループ討議の後、参加者たちは、単独で改善策を考えるよりも、チームワークを行うことの方が大いに役立つことが自然とわかるようになります。職場に戻った時、彼らはより良くチームワーク的な思考様式を発揮することができます。多くの産業安全保健の改善策は、事実上、実施すべき改善策のための協力とチームワークが行われてはじめて実現するようになるのです。こうした改善策についての新しいアイデアもチームワークによって生みだすことができます。私たちは、PAOT プログラムでトレーニングを受けた労働者、経営者、農民たちが、自分たちの職場にもどって改善策実施のためにチームを作った数多くの例を見てきました。

グループワークは、また、参加者の合意づくりに向けた意識も高めます。多くの場合、参加者はグループ討議で解決策についてのアイデアを説明することに誇りを感じます。改善に関する自分のアイデアを実行したいという気持ちは、他の参加者がその提案に賛同し、他のグループの前でその提案が発表されたときに、よりいっそう高まります。この改善に向けた合意は、強制やプレッシャーで形成されるのではなく、自分たちのアイデアを実現させたいという自発的な強い気持ちなのです。

Ⅲ．改善策の実施

「改善策の実施」セッションは PAOT トレーニングプログラムにおける最後の技術領域セッションです。このセッションでは、グループワークで提出された改善のアイデアをどのように実行するかについて、有用なヒントを提供します。参加する農民たち、労働者、経営者向けのいくつかの鍵となる原則を以下にまとめます。

1．改善策の実施における原則

1-1．地元にある資源とアイデアを用います

PAOT 参加者は、地元の資源とスキルを用いてすぐに改善アクションを始めます。当初の改善策は、小規模かもしれませんが、継続的な改善活動に向けたさらなるステップの引き金になるはずです。当初の小規模ながらも適切な成果は、参加している農民や工場労働者、管理者たちが、それに続く実際的な段階や投資へと前向きに取り組むよう動機づけるでしょう。

1-2．低コストの改善策を計画します

　参加者たちが改善アクションを始めるときには、通常は、まだ経験不足です。小さな、費用がかからない改善から始めることが実際的な第一歩となります。最初に多くの労力と資金を投入した場合、失敗のリスクが大きくなるだけでなく、期待にそわない結果に落胆することもあるでしょう。大きな変化を起こそうと試みる前に、ステップ・バイ・ステップで取り組むのが賢明な方法です。段階的成果を重ねていくことが、私たちの実際的な戦略なのです。

1-3．少しずつのやり方で始めます

　やるべき課題がシンプルであればあるほど、容易に成功をおさめることができます。小さくて実現しやすい課題から改善を始めることで、自信を固めます。

　最初の段階で成果を出すことで、自信が深まり、より難しい課題へと進めるようになります。

2．変化のための戦略

　小規模事業場向けのILOマニュアル「より高い生産性とより働きやすい職場」（訳注：ワイズ方式を最初にまとめた教材）には、改善アクションを始めるにあたっての効果的なステップが数多く紹介されています。PAOTプログラムではこれらのステップを応用し、参加者が改善策を実施するのを支援しています。次に挙げる手順に従うことで、変化を開始する前に、次第に自信を高めることができます。

ステップ1：段階的な解決を進展させます

　通常、問題点というのはすぐに解決できませんし、単一の解決策だけで解決することはできません。一つの問題点には多くの要因が作用しており、解決策は多様で柔軟なものが望ましいです。次の図のような機械製造業でよくみられる問題点に対し、解決策を探してみましょう。

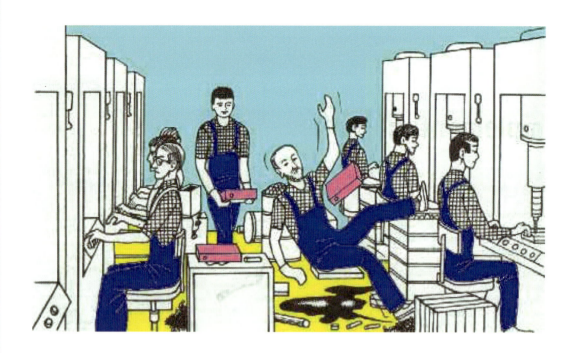

　これは、ある機械工場の職場を描いたものです。イラストに描かれた製造工程での資材取り扱い上の問題点について考えてみましょう。労働者たちは、加工中の製品を持って、ワークステーションから別のワークステーションへとひんぱんに移動しなければなりません。作業の進行には時間がかかり、疲れさせるものです。通路は狭く、床の至るところにたくさんの金属片が散乱し、オイルもこぼれています。作業者が転倒して、部品を傷つけたり、けがをしたりするリスクがあります。この問題点を効果的に解決するには、どのような変更を行うことから着手すればよいでしょうか？

次のような解決策を提案できるそうです。
- （1）　**トレーを使い、その上により多くの製品をのせます。**作業者の移動回数はすぐに抑えられ、けがをする危険が減り、作業の質が高まるでしょう。
- （2）　**加工中の製品はすべて、手押し台車の上に並べます。**この解決策はより効果的にみえますが、加工中の製品をスムーズに運搬できるよう、通路を片付けて障害物を取り除く必要があります。

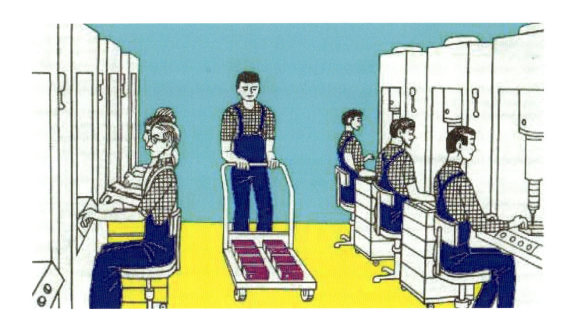

(3) 1台ではなく、数台の手押し台車を使用します。作業スピードはずっと早くなるでしょう。この解決策では、数台の手押し台車を置いておく適切な場所をみつけなくてはなりません。加工中の製品を保管する多段ラックを考えるか、何かほかのアイデアも取り上げることもできそうです。

(4) コンベヤー利用のような疲れが少ない別の解決策をとります。作業者は移動せずにすみ、コンベヤーに加工中の製品をのせるだけで、コンベヤーが自動的に保管場所に運んでくれます。

チェックリストの全体を使って、取り上げる問題点を完全に解決するための方法を探します。その問題点が特に複雑な場合には、作業グループを設けて実際的な助言を受けられるようにします。

ステップ2：あなたのアイデアがうまくいくことを確かめます

試してみることができる方法はいくつかあり、自分が選んだ改善策が最も良い策であって実施してうまくいくことを確かめます。この点をはっきりさせるために、以下の項目を行ってみるべきです。

- 開始前に複数の別の解決策を考えておき、どれが自分にとって一番合うのかを確認します。
- まず小規模の方法で諸アイデアを試し、どのようにうまくいくかをみます。
- 同じ条件下での類似の改善策を観察します。他の人の成功経験と失敗経験から学ぶこと、自分の体験からも学ぶことは常に重要です。
- 同様の問題点を解決した経験のある人から助言をもらいます。

ステップ３：同僚と現場の人々の支持を結集します

　あなたの解決策が十分に効果的であるように計画されていれば、同僚や現場の人々は、必ずあなたのアクションが適していると認め、支持してくれるはずです。したがって、変化を実施し始める前に、それらの改善策から有利な結果を得る人は誰か、不利な影響を受ける人は誰かを考えておくべきです。

　改善策を実施するさいは、下記の２つの事柄に注目します。
　（１）　他の人へのマイナスの影響を最小限に抑えます。
　（２）　人々に緊張したり心配したりする必要はないと安心できるようにします。

　次に挙げる手順に従うことで、同僚現場の人々から変化が受け入れられると確かめるのに役立ちます。

- これらの改善策が別の問題を引き起こすことはなく、誰かの作業と生活に影響を与えることもないと伝えます。
- 改善計画を説明し、人々が自分のアイデアを提供できるような機会を設けます。必要なトレーニングを行ったり、あるいは明確な指示を出して具体的な責任を割り当てたりすることもできます。
- 進捗状況を注意深く見守り、進展経過を褒めること、また従来のやり方に戻りそうな兆候があれば対応することで、あなたがその変化を支持していることを示します。
- 何か問題点があればあなたに報告し、予期しない困難が生じた場合には対策を講じなければならないことをメンバー全員が理解していることを確かめます。

　今日では、ひとつのグループに責任を割り当てることが、スムーズに、効果的に変化を取り入れる最善の方法のひとつとされています。

　その変化の計画および実施プロセスに、グループの全メンバーが実際に参加している場合、彼らは自分たちの利益が考慮されているはずだと確信することができます。そして、自分のアイデアを提案して改善を成功させるための責任を担うでしょう。その結果、全メンバーが協力的になるだけでなく、その変化を注意深く見守り、必要な調整を提案したり、実行したりするはずです。

　現場の人々や同僚から受け入れられた変化は、よりスムーズに実施されるようになることを忘れないでください。言い換えれば、変化が突然行われた場合、同僚からネガティブな反応が出てくる可能性がありますが、逆に、こうした改善に対する彼らの貢献を考慮していくなら、それは受け入れられ、支持されるでしょう。

ステップ４：長続きする改善を実施します

　シンプルで、すぐに良い結果をもたらすアイデアでさえも、常に受け入れられるとは限りません。昔からの習慣は根強く、簡単にはなくならないものです。改善策がスムーズに導入されて効

果的に実施され、さらに持続するようになる上で役に立つ基本戦略が２つあります。

- 人々の習慣と行動が変わっていくようにします。
- 格言やモットーを用いるのではなく、設備と施設に変化を組み入れます。

ポジティブな改善策を実現するためには、これら２つの戦略を合わせて用いることが推奨されます。人々の習慣と行動を変えるためには、ステップ３を使って、現場の人々の協力を強化することができます。しかし、昔からの習慣はかなり根強いもので、ごく短期間で変えるのは至難の業です。したがって、一番良い方法は、可能なら、その変化を対象となる物や施設ないし設備といったより具体的な物に組み入れることです。こうすることで、人々が昔からの習慣や慣行を守ろうとするのを防ぐことができます。

先に示した２図の資材取り扱い上の問題点について、もう一度考えてみましょう。変化を施設と設備に組み込む方法はいくつかあります。

- 床の至るところに落ちている工具や部品などは、すべて別々の収納箱に入れ、多段ラックを作り、一つ一つの工具や部品の「ホーム」となる場所を明確に決めます。こうしたアクションをとることで、床に物を無造作に放置するという労働者たちの習慣を必ずなくすことができます。
- 職場で常に定着するように、改善点は設備や施設に組み込みます。例えば、手押し台車を使います。
- 刷新した作業システムでも使いやすく、維持しやすいように、新しい設備ないし修正を加えた設備をデザインします。例えば、作業区域の近くに台車の置き場を用意します。
- 改善点を見えやすいようにし、自然に作業をすすめられるようにします。例えば、個々の作業場所が確認できるように仕切りを設けるか、床にラインを引きます。

ステップ５：変化を行う過程をきちんと運営します
本章の冒頭で述べたとおり、事業場の管理者であっても、一家の長であっても、必ずいくつかの取り組み課題や困難に対処することになるはずです。製品、施設、設備の質を向上させ、従業員の技能と知識を高めるといった取り組み課題に毎日対処しなければなりません。

問題から問題へと忙しく走り回って本格的な戦略を立てずにいる管理者もいれば、問題点を乗り越えて、職場で絶え間ない改善活動を生み出す真のマネジメントシステムを構築する管理者もいます。

次に挙げる体験を通して、マネジメントスキル向上の機会が得られます。

（１） 改善策を注意深く監督します
個々の改善策によって、管理者としての一貫性と決意が試されます。その改善策について起こっていることになにも注意を払わなければ、その改善策はあなたにとって重要ではないと誰も

がすぐに理解してしまいます。

- 改善策の完了を先送りにしたり、それを忘れたりすることがないよう、明確な期限を設け、それを関係者全員にはっきりと通知します。その期限が、大まかな心づもりではなく、注文品を予定通り完成させることに費やすのと同様の合意形成になっていることが、特に重要です。
- 改善策がどれもきちんと完了できるよう、責任者を指名しておくべきです。はっきりとした指名がなければ、同僚たちは誰かほかの人がその仕事をやってくれることを待ってしまう可能性があります。対照的に、やるべき仕事が明確に割り当てられている場合、彼らはそれらの改善策を完了するために最善を尽くし、その進捗を見守るはずです。
- ほとんどの変化には、労働力、時間、資材、施設が必要とされること、そして多少なりとも何かを購入しなければならないことが確かです。その仕事をこなすためには、十分な資源を割り当てるべきです。
- 改善策の実施が始まったら、その責任者に対し、進捗状況に関する定期的な報告を求めましょう。そうした報告により、必要があれば、是正する措置をとることができるようになり、その改善策がなおざりになるのを確実に防げます。
- 改善策が完了した後や改善策実施中は、それがうまくいっていることを確認するため、チェックを行いましょう。また、その変化が同僚から受け入れられているか、予期しない結果が生じていないかを確認することも重要です。
- 改善プロセス全体を通して、当事者とその上司は、新しいルールを厳格に守ること、改善策に正しく対処している労働者をひんぱんに褒めることにより、先導的な役割を確実に果たすようにすべきです。

（２） 改善を系統だったプロセスにします

　いくつかの改善策を実施した経験を積むと、変化をきちんと運営するための系統的でダイナミックなアプローチを策定する可能性が見えてくるはずです。具体的には、それぞれの改善策は、新しいいくつもの可能性につながりやすいのです。誰もがより良い仕事の方法を見つけようと努力して、改善がひとつの習慣になる可能性があります。生産性やモチベーションに与えるその影響は、非常に強いものがあります。

　改善には**新しいアイデア**と**新しい考え**が必要です。グループで活動する機会がしばしばある人は、アイデアと経験を交換し合うことがどれほど役に立つのか理解できます。良く似た状況にある他の部署を**訪問**することを決して忘れてはなりません。これらすべてが、アイデアと技術情報の有益な供給源です。**とはいえ、最良の情報源は、すでにあなた自身の部署や家族の中に存在し**ています。確かに、従業員や同僚にアイデアを求めることを好まない管理者もいます。このような管理者は、仕事に関する判断を下すべきなのは管理者であり、従業員は単なる実行者にすぎないと考えているのです。しかし、同僚の意見を求めても、あなたの権威や、判断する責任は弱まらないことが分かります。むしろ、意見を求めることで、より良い判断を下すためにあなたが必要とする情報を得ることができます。同時に、あなたの同僚たちは、組織に対して自分も何か貢献できることがあると感じることができ、それは彼らの忠誠心やモチベーションを高めることに

なるのです。

要約すると、あなたの従業員と同僚からのアイデアを求めていることをはっきりさせて初めて、彼らから意見を入手することができます。次に挙げるステップは、その効果的な方法です。

- 勤務時間中にミーティングを行います。良い管理者は、業務時間を大切にすると知られていますから、この時間中に行われるのは非常に重要なミーティングのみということになります。あなたの諸目標を同僚たちに説明しましょう。そして、彼らにも組織に対する利害関係があり、組織が成功すれば、彼らも利益を得ることになることをはっきりさせましょう。彼らの仕事や賃金はあなたが得る利益に左右されるのです。
- 誰もがあなたに対し、簡単に提案を伝えられるようにしましょう。あなたの手が空いている時間を設定して知らせておきます。そして、同僚たちの職場を歩いて、質問をします。答えに注意深く耳を傾けます。批判をしてはいけません。努力している人には感謝します。
- 一見してはっきりわかる方法で諸提案についてアクションをとります。当初の提案がそれほど興味深いものに思えなくても、とにかく試してみましょう。同僚たちは、あなたが彼らの助言に対して誠実に注意を払うつもりがあるかどうかに注目しているはずです。

（3） アクションをとります

あなたには、今やアクションをとるのに十分な知識と自信が身についています。グループとして行動したり、個人で活動することができ、あなたの家族（または、あなたの組織）のための諸改善策を実施することができます。

Ⅳ．まとめ

この章では、PAOT トレーニングにおけるグループワークの重要な役割を取り上げ、グループワークから生まれたさまざまの改善アイデアを実施していくためのステップについても説明しました。また、改善策の具体的な事例についてもいくつか紹介しました。

グループワークは、すべての参加者に本当の意味での参加を確保し促進するための PAOT トレーニングの中核となる方法です。PAOT トレーナーには、改善策についての全員のアイデアを引き出すことができる生産的なグループ討議を促進していくスキルが求められます。また、チームワークの思考様式を育て、参加者自身のアイデアを通じて改善を実行していくしっかりした合意づくりへの意識を育てるスキルも求められます。グループワークがうまくいけば、どんなPAOT トレーニングもほぼ間違いなく成功を収めることができます。

PAOT ファシリテーターの役割

第 6 章

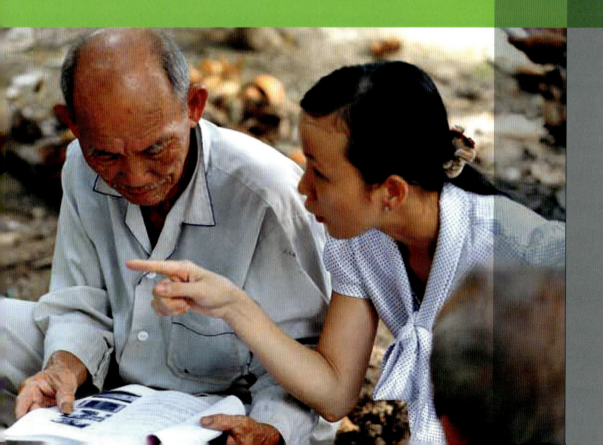

Ⅰ．よいファシリテーターとなるために欠かせないポイント

　1．理論ではなく、実際的な解決策について話し合います

　2．身近な事例を用います

　3．たくさんの意見を述べず、講義するのではなく経験を共有します

　4．弱点や問題点ではなく、強みと成果に基づいて事を進めます

　5．親しみやすい態度を保ちます

　6．教師ではなくファシリテーターであるように努めます

Ⅱ．トレーナーとしてのスキルと知識を向上させる方法

　1．自分のトレーニング経験を新たにし、発展させるために地元の良い事例から学びます

　2．効果的なプレゼンテーションを行います

　3．参加者の興味を持続させ、参加意識を生み出します

　4．楽しくて励みになるトレーニングワークショップを企画します

　5．上手な運営役になります

Ⅲ．役立つフォローアップ活動のためのガイド

　1．参加者の職場へのフォローアップ訪問

　2．成果発表会

　3．改善事例コンテスト（SIC コンテスト；スモール、インエクスペンシブ、クレバー賞）

　4．PAOT トレーニング資料を開発するために、成功した話や事例を集めます

I．よいファシリテーターとなるために欠かせないポイント

　PAOT プログラムでは、トレーニングコースに出席する参加者たちは、自分の経験、知識、スキルと利用可能な現場の資源を動員することで、さまざまの改善アクションを実施していく用意があると想定しています。トレーナーまたはファシリテーターは、参加者がアクションチェックリスト演習を通じて良い点を見つけられるよう援助して実際的で低コストの良い解決策を共有すること、そして参加者の取り組みを支えることにより、簡単な役割を果たすだけです。以下に、その役割をきちんと果たすトレーナーになるために役立つヒントをいくつか述べます。

1．理論ではなく、実際的な解決策について話し合います

　PAOT ファシリテーターの主な役割は、参加者たちが具体的で実際的な解決策について話し合うよう促すことです。参加者は、トレーニングコースに出席するさいに、常にトレーナーから情報を受け取ると期待しています。たいていのトレーニング活動では、通常、技術的な詳細事項と基本理論の説明が知識を伝達する方法となっています。PAOT プログラムにおいては、理論だけでなく、それを実践に変えることが、特に求められてい

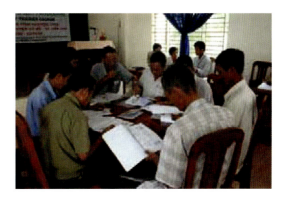

ます。ファシリテーターとして私たちは、参加者たちが行う一般的で幅広い話し合いを、より具体的で実際的なものに変えられるよう後押ししなければなりません。参加者たちが、トレーニング教材の理論からではなく、自分たちの具体的な日々の経験に目を向けるよう導きます。一つの実際的な改善策のほうが、100 の理論的な議論より有用だということに気付くことが重要です。融通の利かない理論だけでなく、実際的な諸改善策や実施可能な諸解決策を示すよう参加者を励まします。参加者の独創的な思考を奨励し、理論的なサポートに依存することは避けるようにします。

2．身近な事例を用います

　よく知っている事例を共有することで、参加者の自助努力を奨励することができます。トレーニングの目的に合わせて、職場からの良い解決策をできるだけ多く集めるよう努め、それらを参加者と共有します。このような身近によくある、分かりやすい事例は、参加者に長く記憶に残る印象を与えることができます。参加者はこうした身近な事例を心に留め、自助努力ができるようになり、徐々にそれを実際の改善アクションに変えていけるでしょう。

　ウィンド・プログラムからの典型的な次のような事例をみると、PAOT トレーニングにおいて身近な事例を用いることが効果的であることがはっきりとわかります。

　ウィンド・ワークショップにおける技術領域セッションの発表中に、ベトナム北部の少数民族、モン族からの「エネルギーの節約のため、石油ランプを2つの部屋の間の隙間に設置する」

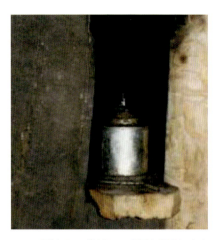

一つの石油ランプが2つの部屋を照らします

という良好実践事例が農民によって紹介されました。この事例は、きわめて簡単で、この農村地域の農民らにとって身近に知られたものでした。

　カント市（ベトナム南部）のある貧しい農民がこの解決策を覚えていて、すぐに自分の家庭で応用しました。彼の家の家計は改善し、近所の人も数ヶ月後にこの実際的アイデアを活用しました。

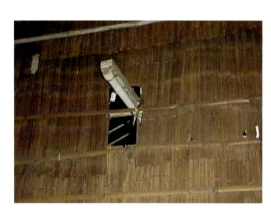
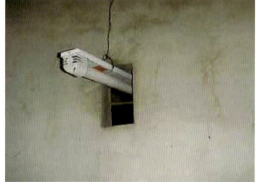

電灯を使う同様のアイデアが農民の助けになります

3．たくさんの意見を述べず、講義するのではなく経験を共有します

　ファシリテーターは、トレーニングのテーマについてより多くの知識がありますが、参加者たちが自らの実際的な経験を共有する機会を提供すべきです。ファシリテーターは、参加者間でオープンな話し合いができるよう励ますことに専念すべきで、決して問題点をどう解決するかを教えるべきではありません。参加者からの技術領域に関連した質問には、すべて他の参加者に回答してもらうよう問い返すとよいでしょう。

　PAOTプログラムが他のトレーニングワークショップと異なるのは、トレーナーは参加者間の話し合いを促進するだけで、自分の意見をひんぱんに述べるのを避け、参加者が従わなければならない解決策をひとつだけ述べることも避ける点にあります。しかしながら、次のような状況が起こると話し合いが進まないことがあります。

- 話し合いの内容が一般的すぎる、あるいは単純なコメントしか出ない場合
- 話し合いが主要なポイントから外れる場合
- 参加者間で相容れない考えが述べられる場合

4．弱点や問題点ではなく、強みと成果に基づいて事を進めます

参加者からのポジティブな提案には、たとえそれが非常に些細なことであっても、あるいは技術領域セッションに直接関係なくても、常に注意を払います。私たちが参加者のイニシャティブを真剣に尊重していることを知ってもらうため、参加者の努力を褒めます。参加者の弱点にではなく、ポジティブな側面に焦点を合わせ、参加者が改善アクションをとるように励まします。

PAOTファシリテーターは常に、ポジティブであるように努めます。それはつまり、参加者から寄せられる素晴らしい提案と成果を称賛することです。

5．親しみやすい態度を保ちます

温かく、親しみやすい態度をとることで、参加者の心が開かれ、実現可能な改善策に関して自分の意見を話すよう促すことができます。さらに、そうした態度は参加者の自信を高め、今後の改善計画に向けた実際的な方向づけへと参加者を導くことでしょう。批判的で高圧的な態度では、参加者による率直な意見交換が止まってしまうでしょう。

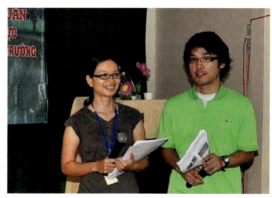

親しみやすいアプローチをとるトレーナー

どの参加者にも注意を払い、一緒に時間を過ごします。参加者はさまざまな方法で自分の意見を示します。よく主張する人もいれば、そうでない人もいます。寡黙な参加者がアクションについて別の提案を持っている可能性もあります。参加者全員の反応に細心の注意を払い、実際的なアイデアを表現しようとするどんなサインをもとらえるようにします。

6．教師ではなくファシリテーターであるように努めます

PAOTファシリテーターは、参加者のグループワークにおけるグループワークのダイナミクスを促進する方法、参加者が自分のアイデアと解決策を生み出せるよう援助する方法を知っている人です。参加者が協調的なアクションをとる利点を説明します。こうした協力によって、円滑かつ早急に変化が生じます。参加者間の緊密な関係を維持することは、ファシリテーターの責任です。この関係が、トレーニングコース中だけでなく、その後も維持されるべきです。

Ⅱ．トレーナーのスキルと知識を向上させる方法

ファシリテーターとして、私たちは、自分のトレーニングスキルと専門知識を向上させ続けなければなりません。以下に、役立つアイデアと勧告点を述べます。

1．自分のトレーニング経験を新たにし、発展させるために地元の良い事例から学びます

　実際的な低コストの良い事例は、常に参加者を引き付け、アクションをとるように刺激します。PAOT ワークショップに参加した後には、多くの良好実践が職場で行われますから、ファシリテーターはこうしたよい機会を捉えて、良好実践を集め、別のトレーニングコースで紹介するようにします。

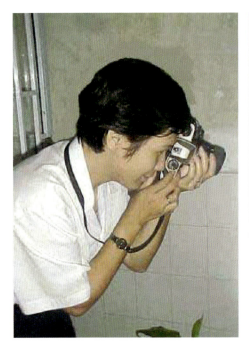
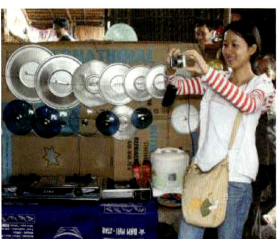

現場で良好事例の収集に熱中する PAOT ファシリテーターたち

　こうした地元の良い事例は、地元の改善アクションを人々が自らとれるようにするための貴重な資源となります。その上、地元の良い事例は、現場の人々がさらなるアクションをとっていくよう励ます上で、最も説得力があります。このような良い事例をファシリテーター間で交流し合うことが強く推奨されます。

2．効果的なプレゼンテーションを行います

　参加者に見せる改善ルールとイラストは、入念に準備すべきです。はっきりとしていて理解しやすい写真を選び、トレーニングを受けている部屋のどこからでも参加者全員がはっきりと見ることができるよう準備します。各技術領域セッションの重要な論点を参加者が理解しやすくするために色と大きな文字を使うほか、ファシリテーターは、キーワードのみを示し、次に明瞭なイラストと写真を活用して、歯切れよくその内容を説明するやり方を身につけなければなりません。

　PAOT トレーニングコースに出席する参加者に良い印象を与えるよう工夫することは、きわめて重要なことです。一つ一つの文章、単語、写真は慎重に選ぶべきです。さらに、ファシリ

テーターは、自分のプレゼンテーションのスキルを向上させるとともに、地元の状況に合うようにトレーニングプログラムと技術領域の内容をだんだんと修正していかなければなりません。

3．参加者の興味を持続させ、参加意識を生み出します

　PAOT プログラムは、トレーナーの側のイニシャティブにではなく、完全に参加者のイニシャティブに依拠しています。PAOT ファシリテーターにとって不可欠な役割は、参加者が自らの経験と、自分たちの改善策に向けた創造的なアイデアをもとに物事を進めていけるよう支援することです。参加者自身の問題点について解決方法を教えようとすることではありません。トレーナーは教師として行動するのではなく、ファシリテーターとして行動することが求められています。

　トレーニングコース全体がトレーナーの側ではなく、参加者の側がポジティブなアクションをとるかどうかによって決まります。参加者の興味を持続させ、自ら参加しているという意識を生み出すために、トレーナーは常に、参加者たちがどう受け止めているかを見てとり、参加者自身の経験について尋ねるようにすべきです。こうした態度をとることが、参加者たちがトレーニングプログラムの中心であるという主体的関与の意識を高めます。

　あなたが重要な人物であることを示そうとして複雑な文章や難しい単語を使うことは絶対にしないでください。プレゼンテーションでは、シンプルに話し、日常使う用語を用います。

4．楽しくて励みになるトレーニングワークショップを企画します

　あなた自身の経験と態度を使って、楽しくて励みになるトレーニングコースを生み出します。簡単な歌、ゲーム、元気のいい話が、コースの参加者を活気づけてリフレッシュさせるために使われてきました。トレーニングコースを成功させるためのこのよき伝統を用いるようにします。そうした伝統を生かしたやり方をできる限りコース中の技術領域セッションの内容に結び付けます。

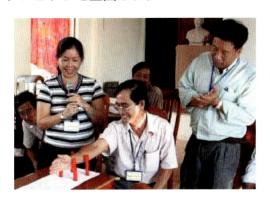

PAOT トレーニングの一部になっているゲーム

5．上手な運営役になります

　成功する PAOT トレーニングコースを運営することは、新しい PAOT ファシリテーターにとって本当に大きなチャレンジです。私たちは、技術領域の内容だけでなく、コスト管理、トレーニング施設の手配、参加者の募集、同僚間の情報共有などのトレーニングコースを組織するうえでのさまざまな側面にも注意を払わなければなりません。これらの項目のすべてが重要です。これらの項目の特徴は、私たちが今まで経験してきた他のトレーニングプログラムとは異なっているかもしれません。

　単に参加者の世話をするのではなく、参加者がトレーニングコースの運営についての意見を述

べるように奨励します。トレーニングコースをどう運営するかについて経験を積めるように、参加者がコースの進捗に関与していくようにします。

Ⅲ. 役立つフォローアップ活動のためのガイド

PAOT の原則によれば、人々は、トレーニングに参加することで改善アクションを自ら行っていくよう触発されることが望まれます。ワークショップの最後に、参加者は、アクションプランを発表して、自身の改善実施への合意を簡潔に表明することになります。そこで、私たちは参加者が実際の改善策を実施しているかどうかを確認するために、フォローアップ訪問を行います。誰が参加者たちの成果を判定すべきか、フォローアップ訪問に最適なタイミングはいつなのかなど、フォローアップ活動に役立つヒントを以下に紹介します。

1. 参加者の職場へのフォローアップ訪問

参加者の職場へのフォローアップ訪問を数回行うよう企画することで、実際的な事例を見つけ、ポジティブなアクションをとるよう動機づける絶好の機会がえられます。トレーニングコース終了後、約 2 ないし 3 ヶ月後に参加者の職場へのフォローアップ訪問を実施すれば、より効果的です。参加者が自分のアクションプランを完了するには、一定の期間が必要です。早い段階に訪問を企画すれば、参加者にとって負担になるかもしれません。一方で、フォローアップ訪問の時期が遅すぎれば、参加者たちは自分の改善実施への合意を忘れてしまうかもしれません。

● フォローアップ訪問の目的

フォローアップ訪問は、PAOT ファシリテーターの重要な任務のひとつです。訪問は、参加者の実際の職場環境に触れ、その自助努力を動機づける良い機会です。さらに、この訪問によって、参加者の側でもトレーナーと他の同僚たちに自分の改善実施への合意を実証するよい機会となります。

PAOT ワークショップで入手した情報をもとに、参加者は苦心して、自職場でシンプルな改善策をいくつか実施します。しかし、一部の参加者にとって、変化を始めることは、たとえ小さな変化であっても非常に難しいです。職場訪問によって、私たちは参加者の多大な努力を理解することができます。フォローアップ訪問は、職場にいる参加者を改めて見つめ直す最善の方法だということを覚えておきましょう。計画した改善策には実施されたものもあれば、まだ進行中のものや、中断したものさえあるかもしれません。参加者たちの成果にはポジティブな意見を述べます。制約がある場合は、参加者の説明を注意深く聞き、他の場所で集めた同様の良好実践を伝えるようにすべきです。

● 実施すべきポイント

効果的なフォローアップ訪問とは、次の 3 つのポイントに重点を置いたものです。
- － トレーニングワークショップ前とその後の改善策に注目します。
- － 存在する制約と今後の改善アクションの可能性とを検討します。

- さらに改善策を実施するよう参加者を励まします。

ステップ１：改善策の進捗を説明する参加者に耳を傾けます。私たちは参加者の努力を概観し、改善アクションをどの程度に持続しているかを判定します。このステップでは、技術的な詳細について立ち入らないようにします。

ステップ２：参加者とともに職場を巡回し、改善策の進捗を注意深く観察します。それら改善策の写真を撮り、可能なら、当初のアクションプランと比較します。

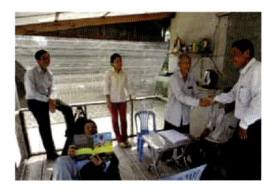

農家におけるフォローアップ活動

また、できるだけこうした改善策の達成に必要とされたおおよそのコスト、時間、材料を記録します。職場ないし家族の誰が改善策のアイデアを提案したのか、その改善策をどのように実施したのかを尋ねます。参加者はたいていの場合、こうした点を大いに喜んで説明してくれます。また、改善実施のさいの労働者と経営者間の協力、家族どうしの協力についても話してくれるでしょう。

ステップ３：進捗状況、改善策の目的、また実施中の困難をどう克服したかについて聞きます。参加者が援助を求める場合には、類似の条件における多くの良い解決策を伝えます。

● **いくつかの役立つヒント**
- 参加者にフォローアップ訪問の正確な時間を知らせ、承諾を待つことで、参加者にたいする礼儀正しさと敬意を示します。不意の訪問、突然の訪問を控えます。これは、ネガティブなアクションとして避けるべきです。訪問について知らされていないと、参加者たちは通常不愉快に感じるものです。トレーナーが自分たちをチェックするかもしれないと思い、協力したがらなかったり、訪問を断ったりする参加者もいます。誤解して、訪問してもらうだけでよいと、少しの努力だけする参加者もいます。
- ポジティブに振る舞い、高圧的でないようにします。参加者の進歩と努力を褒め、制約について親しみやすい態度で話し合います。参加者の意見に耳を傾け、他の職場からの情報や良い解決策を共有します。このアクションは両者にとって有益であり、私たちが多くの人に良い事例を広めるのに役立ちます。
- 改善策の実施に責任をもつ参加者は、大いに喜んで自分の良い事例を示してくれます。自助努力への鍵は何かを知ることができるよう、成功の経緯を注意深く聞きます。完成した事例と進行中の事例の両方の写真を撮ります。こうした現場の良い事例は、他の参加者たちに改善アクションを持続するよう刺激します。
- 通常は、改善策の実施が円滑に進捗しない理由は以下の３つです。
    - （１）技術的な困難
    - （２）財政上の制約

- （3）参加者と他のメンバー間のコミュニケーション不足
    他の職場からの改善事例を共有することで、こうした状況を解消することが、私たちの重要な役割です。常に、「地元の事情に合わせて、小さくて実施可能なアクションから始めます。いくつかの側面を同時に見て、特定の技術領域に固執しません」というPAOTの基本原則について参加者を励ますよう努めます。
  - フォローアップ訪問を終えるさいには、さらに改善に向けたアクションを促す観点から参加者に最後の意見を述べるべきです。PAOTファシリテーターとして、私たちは、次の4つの不可欠な側面に基づくポジティブで建設的なコメントを述べるべきです。
    - （1）強みになる点と実行可能な努力局面
    - （2）改善アクションを推進する上で鍵となる事項
    - （3）明確な日時を示しての今後のフォローアップ訪問の提案
    - （4）さらに改善策を実施していくための、他の労働者、経営者、または農民との協力およびそれらの人々とその進展を共有する方法

2．成果発表会

　成果発表会は、PAOTトレーニングコース終了から6ないし12ヶ月後に開催し、毎年続けることができます。成果発表会の目的は、参加者が同僚および仲間と良好実践を交流して、そこから学び、さらに自分の成果を共有することにあります。さらに、このワークショップ形式の成果発表会は、創造的で優れた参加者を表彰し、良好かつ実際的な改善アクションを広めるための場にもなります。

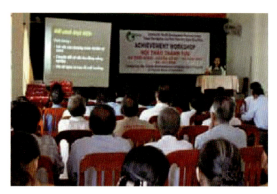

ベトナムのカントで開催された成果発表会

　成果発表会でより多くの成果を収めるため、私たちは参加者たちのさまざまな職場における良い事例を選ぶべきです。それらの解決策は、多様かつ多面的であり、人々がアイデアを共有する機会を提供します。前もって発者者には情報を伝えておき、プレゼンテーションを準備する時間が十分にとれるようにします。可能であれば、良い事例の写真を共有するためのプロジェクターとパワーポイント形式のスライドを用意します。電力が不足する遠隔地では、大きな写真を用意し、それをホワイトボードに貼ります。写真コンテストを成果発表会中に実施して、参加者全員に参加してもらうこともできます。

3．改善事例コンテスト（SICコンテスト；スモール、インエクスペンシブ、クレバー賞）

　このコンテストの主な目的は以下の通りです。
  - PAOTの基本原則「現場にある資材とスキルを使います」を参加者がよりよく理解するのに役立ちます。
  - 日常の問題に対する解決策を探すさいの、「シンプルでちょっとした考えまたはアクションが常に成功を収めます」というアプローチを強調します。

- PAOT ワークショップ後に実際的な改善策を実施し始めるよう参加者を励まします。
- グループメンバー間の緊密な協力と相互支援の発展を促進します。
- PAOT プログラムを、参加者にとってより面白く、魅力的なものにします。

● SIC コンテストを運営します

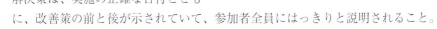

ベトナムのある農村地域の職場で開かれた SIC コンテスト

このコンテストは、地元の状況に合わせて柔軟に運営されます。SIC コンテストに適切な時期は、PAOT ワークショップの開催から、およそ 1 ～ 2 ヶ月後でしょう。SIC コンテストは、成果発表会の機会に実施することもできます。ファシリテーターは前もって SIC コンテストの日程を知らせて、参加者がこのミーティングに向けて時間と準備を調整できるようにします。

手短な歓迎のあいさつの後、参加者はグループに分かれ、各グループは、このコンテストのため、次の基準を満たす最善の解決策を 3 つ選びます。

- 解決策は、実際的で日常の労働と生活を反映していて、さらにシンプル、低コスト、賢いという 3 つの特徴を備えていること。
- 解決策は完了したもの、実際に実施されているものであること。

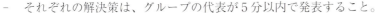

良い解決策を示す写真を選ぶグループ討議

- 解決策は、実施の正確な日付とともに、改善策の前と後が示されていて、参加者全員にはっきりと説明されること。
- それぞれの解決策は、グループの代表が 5 分以内で発表すること。

役立つヒント：
- ファシリテーターは、前もって良い解決策を大きなカラー写真で準備し、選定とプレゼンテーションがよくできるように全グループに配布します。
- 投票用に、色付き付箋（黄色、緑、赤）を用意します。

● ベスト写真への投票
- ステップ 1：各グループが選んだ実際的な解決策を示す写真をすべてホワイトボードに貼ります。
- ステップ 2：各グループの代表にプレゼンテーションしてもらいます。解決策への理解を深めるため、総括的な討論を行います。

- ステップ3：付箋（黄色、緑、赤）をメンバー全員に配布し、各付箋に自身の名前を書いてもらいます。
- ステップ4：ベスト写真に投票します。
  - 黄色の付箋は、「シンプル」な解決策
  - 緑色の付箋は、「費用がかからないインエクスペンシブ」な解決策
  - 赤色の付箋は、「クレバー」な解決策
- ステップ5：コンテスト結果を検討します。

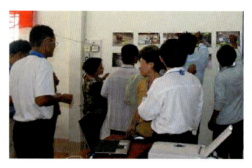

良い解決策を示す写真に投票する参加者たち

　同じ色の付箋を最も多く集めた写真が、シンプル、低コスト、クレバー、それぞれのカテゴリーのベスト解決策として選ばれます。ファシリテーターは、その写真を選んだ（付箋を貼った）参加者を1、2名選び、その人たちの意見を共有します。

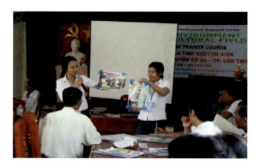

SICコンテスト結果を討議するファシリテーターたち

　受賞者を決める目的は、参加者全員を動機づけること、特に変化を始めることや取り組みを続けることが難しいと感じている人を動機づけることにあります。受賞した3つの解決策は質の面で同等であること、したがって1位、2位、3位と格付けすることは推奨されないことに留意します。目的は、受賞者となるために参加者間で競争するよう促すことではありません。参加者全員に注意深く気を配り、みんながコンテストに満足しているよう確かめます。

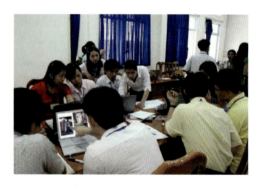

良い事例の写真を選ぶ様子

- **SICコンテストから学べること**

　低コスト（費用がかからないインエクスペンシブ）な解決策で改善を始めたいのであれば、経験豊かで、創造的（クレバー）であって、できる限り、地元の資源を用いて費用を抑えたもの（シンプル）でなければなりません。

4．PAOTトレーニング資料を開発するために、成功した話や事例を集めます

　フォローアップ訪問、成果発表会、SICコンテストなどで集められた成功談と成功事例は、貴重な宝です。系統だった方法でそれらを整理することが特に求められます。立案者に、特にコスト、技術、人材、時間、改善目的といった詳細情報を求め、写真と関連情報を記載した成功事例についてのリーフレット、パンフレット、小冊子を作成します。こうした資料は、PAOTトレーニングコースのための最も励みになるトレーニング教材として使用されるでしょう。

PAOT ワークショップの企画と運営

第 7 章

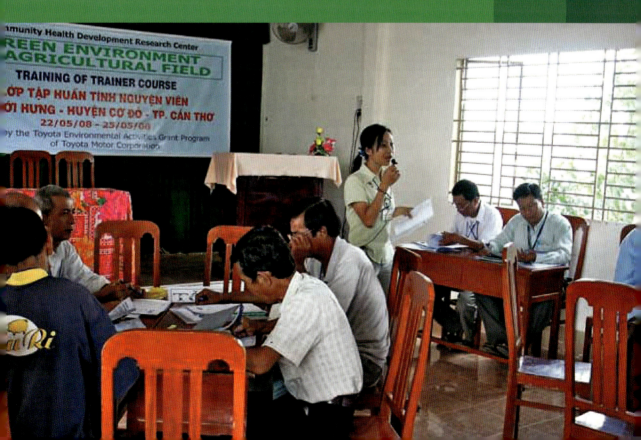

Ⅰ．PAOT ワークショップの企画

    1．参加者を募集します

    2．PAOT プログラムを広報します

    3．参加者の職場を訪問します

    4．ワークショップを準備します

Ⅱ．PAOT ワークショップの運営

    1．開会式

    2．アクションチェックリスト演習

    3．最初のグループワーク

    4．技術領域ごとの教材内容の説明

    5．改善策の実施

    6．評価と閉会式

Ⅰ．PAOT ワークショップの企画

PAOT ワークショップの開催は、多くの人々の全面的な協力を必要とします。参加者に良い印象を持ち続けてもらえるかどうかは、ファシリテーターにとって重要な取り組み課題の一つです。PAOT プログラムでは、参加者が大事な役割を果たします。参加者の募集が特に重要です。PAOT プログラムには厳正な募集プロセスが求められますが、これまでの経験から、参加者を上手に募集できればワークショップは 70 パーセント成功したことに相当すると知られています。

１．参加者を募集します

PAOT プログラムでは改善策実施が実現するかどうかは、変化を行う権限を持つ人の判断次第です。権限をもつのはそれぞれの組織の長または管理者、あるいはインフォーマル経済であれば家庭の長にあたります。したがって、改善策について決定できる代表者を PAOT 参加者として選ぶのがベストであるのは言うまでもありません。具体的には、ワイズ・プログラムには職場のリーダーたちが参加できるとよいでしょう。ウィンド・プログラムに関しては、通常、トレーニングコースの出席者として一家の夫婦を招待します。これは、1992 年にベトナムのハウザン省で実施した初の試験的ウィンド・ワークショップで、農家の夫婦の参加がその家庭での改善策実施の意思決定を促進した実績があるからです。そして、ウィンド・ワークショップでは、夫婦がグループ討議に積極的な貢献をしていることが明らかでした。

参加者を募集するさいの主な制約は、リーダーや管理者は多忙なスケジュールのために、全面的に参加することが難しいことです。彼らは、通常、開会式に参加した後は、トレーニングコースの参加を同僚に任せます。それによって、PAOT ワークショップの終了時に、リーダーたちの改善策実施に向けた合意を形成するという私たちの努力が台無しになることもあります。最適の参加者を募集できる機会が増えるよう PAOT トレーニングコースの広報が必要になってきます。

２．PAOT プログラムを広報します

職場のリーダーたちに全面的に参加してもらうためには、トレーニングプログラムの広報が欠かせません。コースの表題を示すだけでは、リーダーを説得し、人々にトレーニングプログラムを理解してもらうには不十分です。リーダーのサポートなしでは、PAOT プログラム参加者による改善策実施が妨げられることを私たちは経験しています。

● 諸会議を通じて宣伝します

PAOT ワークショップを準備するために短時間の会議を開くことが役立ちます。目標とする職場の代表者とリーダーたちを招き、トレーニングプログラムの目的、内容、期待される成果について概要を説明するのです。会議の開催は、参加者の募集基準、プログラムの影響についてより明確に説明することで、管理者やリーダーからの改善に向けた合意と支持を惹きつける有益な方法となります。私たちは、トレーニングプログラムの利点は、最小の投資で労働の質と生産性とを高められる点にあることを強調すべきです。こうした準備段階で時間と労力を費やしておくと、必ず良い結果が得られます。

- **文書を使ったマーケティング**

リーフレット、ポケットサイズの文書、チラシなどの資料をデザインし、効果的に配布します。今日では、インターネットを通じた広報が、管理者、リーダー、参加者や候補となる支援機関に PAOT プログラムを広めるのに役立ちます。参加者の背景、募集する基準、コース参加費についての必要な情報を提供することができます。こうした投資は無駄ではなく、私たちのプログラムの今後の発展に、かなり有利に働くはずです。

- **マスメディアを使ったマーケティング**

マスメディアを通じて参加者の注目を集めることができます。そのさい、通常の広告形式によるのではなく、ニュースや記事の形で情報を広め、トレーニングコースの影響を強調する方がよいでしょう。記事の終わりに、連絡先とワークショップの日程を忘れずにつけ加えます。

3．参加者の職場を訪問します

全参加者のリストができたら、次のステップは彼らの職場を訪問することです。これは、参加者とトレーナーの最初の接触機会となり、この訪問から重要な情報が得られるでしょう。

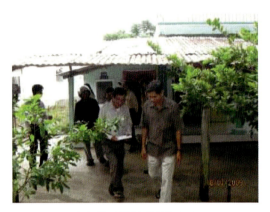

参加者の職場を訪問します

- **訪問の目的**
    - 参加者が確実にコースの目的を十分理解できるようにすること
    - 彼らが確実に参加することを確かめること
    - 彼らの職場から良い事例をいくつか収集すること

- **主な活動**
    - トレーニングプログラムを紹介し、正確な日時を伝えます。必要なら、日程を調整するよう努めます。
    - 参加者が出席に合意し確信をもてるよう、参加者リストを渡します。
    - 労働条件について明確な見解がもてるようにし、改善策を実施する可能性があるかを見極めます。
    - 参加者の職場を訪問し、その良い事例を記録します。後日、改善結果と比較できるよう、現状の写真を撮る許可を求めてもいいでしょう。

これは、参加者との接触の最初の一歩となります。したがって、出会いが友好的で気持ちの良いものである必要があります。参加者が写真撮影を快く思っていない場合は、写真を撮りたい理由を丁寧に説明すべきですが、撮影できなくてもかまいません。

4．ワークショップを準備します

● 案内状を出す

予定の時間にワークショップを開催できるよう、すべての参加者に案内状を送ります。この案内状は、ワークショップの表題、開催場所と日時を記載した正式の書面としてデザインします。この案内状は職場を初めて訪問したさいに参加者たちに渡します。また、各ワークショップの参加人数は 25 名程度を超えないように心がけます。

● ワークショップの開催場所

ワークショップの開催には、広くて快適な部屋を選びます。開催場所は、ワークショップの内容や参加者の経歴に応じて、調整あるいは変更してよいです。参加者が管理者やリーダーたちの場合は、ホテル、オフィス、企業の会議室を使うことができます。世帯代表の場合は、村の公民館や農家を選ぶこともできます。開催場所がどこであっても、次の共通点に従います。
- チェックリスト演習の場所から遠くないこと
- 視聴覚機材が使えるよう電源が確保されていること
- 参加者全員に快適な椅子とテーブルが用意できること

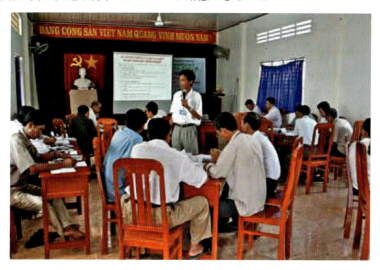

ベトナムにおけるウィンド・ワークショップ

役立つヒント：
- 椅子を列にして並べる、従来の教室形式の配置は避けます。参加者間の気軽なコミュニケーションの妨げになるからです。技術領域セッションでの情報提供とグループ討議の両方を円滑に進めるために、島形式の配置が推奨されます。
- PAOT プログラムでは良い事例の写真を示す機会が多くなります。視聴覚機材はすべて

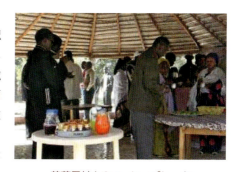

茶菓子付きのコーヒーブレーク

トレーニング活動が始まる前に設置し、テストしておきましょう。
- コーヒーブレーク用に、ホールや個室が使えます。十分な飲み物と果物または菓子類を用意します。こうした短時間の休憩は、参加者がリラックスしたり、ファシリテーターを含む他の人たちと情報を共有したりすることができるので、有意義です。

● チェックリスト演習の場所

チェックリスト演習を行う場所の選定は、ファシリテーターにとってきわめて重要な課題であり、前もって準備しておくようにします（詳細は第3章「アクションチェックリスト」を参照）。チェックリスト演習を行う理想的な場所は、参加者の職場の中の1ヶ所ということになります。チェックリストの詳細については第3章を参照してください。

● 参加者用の資料

すべての資料が念入りに準備されていることを確認します。
- トレーニングの日程を示すプログラム
- 低コストの良い解決策を提示しているアクションチェックリストシート付きマニュアル
- A3用紙、マーカーペン
- 修了証など

● トレーナー用資料
- 低コストの良好実践とゲーム類が紹介されている技術領域セッション用の資料（詳細は、第4章「実際的で低コストの解決策」を参照）。

Ⅱ．PAOTワークショップの運営

1．開会式

開会式は短時間で10分以内に収めるようにすべきです。チェックリスト演習の直前に行うことができます。地元のリーダーたちや支援機関の代表者を招待し、開会式で挨拶をしてもらうことができます。

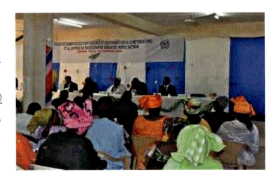

セネガルで行われたウィンド・ワークショップの開会式

2．アクションチェックリスト演習

これは、訪問職場で自主的に実施する活動なので、ファシリテーターは、すべての参加者がアクションチェックリストの内容を明確に理解していることを確かめなければなりません（詳細は第3章「アクションチェックリスト」を参照）。

参加者に助言し、動機づけるために、ファシリテーターはチェックリスト演習に参加することが推奨されます。ファシリテーターは、自分の主観的な意見を参加者に押し付けるようとしてはなりません。静かに彼らの演習を見守り、時間について知らせ、自助努力するよう促すだけにします。トレーニングコース全体が、アクションチェックリスト演習の結果に左右されるので、なにかの客観的な理由があったとしても、非常に重要なこの演習の内容を省いたり、修正を加えたりしてはなりません。

3. 最初のグループワーク

参加者はいくつかのグループ（各グループは6ないし7名）に分かれて、訪問した職場の良い点ひとつと改善すべき点ひとつを見つけるよう求められます。

これは、グループワーク活動の最初の取り組みで、次の内容を目的としています。
- 参加者を少人数グループ討議に慣れさせます。
- グループリーダーの役割と、全メンバーの参加に対する意欲を高めます。
- グループワークの主な目的を一般的概念についての話し合いではなく、具体的なポイントに集中した討議へと導きます。

この最初のグループ討議に必要なのは15分間で、そのすぐ後に、各グループの代表者によるプレゼンテーションが行われます。

次いで全体的な討論が行われた後、ファシリテーターは、参加者たちの優れた観察結果を褒める総括コメントを述べます。各グループの意見の良し悪しについて批判したり分析したりすることは慎みます。討論中の意見の対立はすべて、ポジティブな方法で解決するように努めます。この最初のグループワークセッションは、ファシリテーターにとって、参加者のネガティブな思考を修正する良い機会となります。例えば、「悪い点」ではなく「改善点」という正しい表現を使うよう注意を促します。

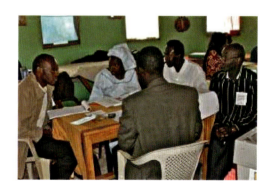

グループ討議

4. 技術領域ごとの教材内容の説明

これは、適切に収集して分類した、多くの実際的で低コストの良い解決策を参加者たちと共有するよい機会です。このプレゼンテーションは、20分を越えないように気を配ります。それぞれの技術領域セッションごとに、プレゼンテーションにすぐ続いて、グループワークが行われます。グループ討議の内容は、常に、技術領域についてのプレゼンテーションの内容とチェックリスト演習から集められた現状との関係に焦点を合わせたものでなければなりません。参加者は良い点を3つと改善すべき点を3つ挙げ、最善の解決策を提案するようにします。このグループ討議の結果は、次に挙げる理由から、参加者にとってもファシリテーターにとっても有益なものです。

- 技術領域セッションの影響で、参加者のポジティブな思考が育まれ、具体的な改善アクションに対する理解が徐々に固まっていきます。
- 技術領域の教材やツールから得られる実際的な低コスト事例の影響で、良い点の観察結果が、最初のグループワークに比べてより具体的になっていきます。
- このグループ討議の後、シンプルで、現場にすぐ役立ち、費用がかからない解決策がはっきりとみつかります。

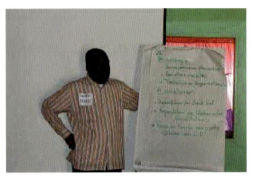

グループ討議結果のプレゼンテーション

総合的な討議は、参加者が提案した解決策の実現可能性をよりよく知るために必要です。

5．改善策の実施

これは、PAOTプログラムにおいて参加者が行うと合意した改善計画を表明する最終段階です。参加者たちは同じ組織あるいは家族ごとに集まり、トレーニングワークショップで学習した実際的なガイドラインに基づいて、自分たちの問題点を解決するための具体的な改善計画を策定するよう求められます。各部署ごとに、1〜3ヶ月以内で実施する短期アクションを3つと、半年〜1年以内に実施する長期アクションを3つ決定しなければなりません。

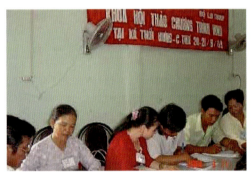

ウィンド・ワークショップで夫と妻が一緒に具体的な改善計画を立てています

改善アクションをどのように始めたらよいかについて、参加者全員に知ってもらえるよう、ファシリテーターは次の3つの原則を手短に説明します。
- 地元ですぐ応用できる改善のための工夫と資材を用います。
- シンプルで低コストの方法で始めます。
- ステップ・バイ・ステップに改善策を行っていきます。

この重要なセッションでは、多くの職場から得られた成功前と成功後の話も発表され、参加者たちがポジティブなアイデアを出すよう動機づけるようにします。また、各グループの代表は、全員の前で自分たちが改善すると合意した内容を伝える役割を担います。

6．評価と閉会式

● ワークショップの評価

ワークショップの評価は、弱点と強みを振り返って行われますが、これは、今後のワーク

ショップの発展のために必要なものです。短い評価シートを用意し、参加者全員に配布します。ファシリテーターは記入されたシートを回収して分析し、結果をすぐに参加者たちに伝えます。

● 修了証の授与

士気を高める修了証を授与することで、今後も改善策を続ける参加者の全面的な協力を促します。技術領域セッションのすべてに出席した参加者には、修了証を受け取る資格があります。リーダーや地元当局の代表者に、参加者全員に対する表彰を行うよう依頼します。

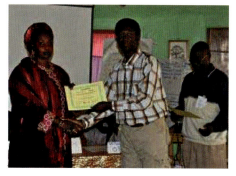

修了証の授与

● 閉会式

閉会式は、参加者、地方自治体、組織委員会が感想を述べ、簡素に行います。すべての参加者に対し、SICコンテストを含む成果発表会の日程と、フォローアップ訪問のスケジュールの詳細について参加者全員に通知するのを忘れないようにします。

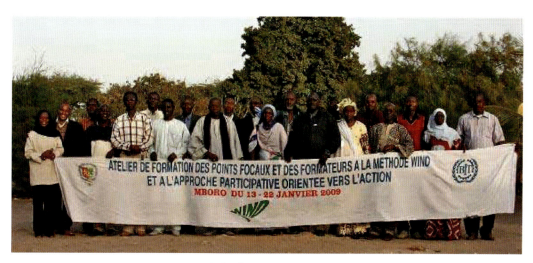

開会式を終えての記念写真撮影

終わりに

　このマニュアルは、アジアとアフリカのさまざまな国々で開催したPAOTワークショップから得られた成果と経験に基づいて作成されました。現在、PAOTは、アジア、中央アジア、アフリカ、中南米にわたって多くの職場と地域社会で広がっています。人々は生活と労働条件について変化をもたらす潜在力をもっています。そしてPAOTプログラムは人々の努力を支える実際的な対策となります。著者たちは、各地域の人々のイニシャティブと成果から学び、PAOTプログラムのアプローチを改良することを継続していきます。このマニュアルをお読みの皆さんが、価値のある経験を私たちと共有していただけるなら幸いです。いつでも著者にご連絡ください（トン・タット・カイ drkhai@gmail.com、川上 剛 kawakami@ilo.org、または小木和孝 k.kogi@isl.or.jp）。

参考文献

A) PAOT 活動に関する参考文献

1. Kawakami, T. 2006. "Networking grassroots efforts to improve safety and health in informal economy workplaces in Asia", in *Industrial Health*, Vol. 44, pp. 42-47. Available at: http://www.jniosh.go.jp/en/indu_hel/pdf/indhealth_44_1_42.pdf [26 Sep. 2011].

2. —. 2007. *Participatory approaches to improving safety, health and working conditions in informal economy workplaces – Experiences of Cambodia, Thailand and Viet Nam*, ILO Interregional symposium on the Informal Economy, Geneva. Available at: http://www.ilo.org/wcmsp5/groups/public/@ed_emp/@emp_policy/documents/meetingdocument/wcms_125988.pdf [26 Sep. 2011].

3. Kawakami, T.; Khai, T. 1997. "Improving conditions of work and life in a rural district in the Mekong Delta area in Viet Nam", in *Environmental Management and Health*, Vol. 8, pp. 175-176.

4. —. 1997. "Sharing positive experiences in making changes in work and life in a local district in Viet Nam", in *Journal of Human Ergology*, Vol. 26, pp. 129-140.

5. Kawakami, T.; Khai, T.; Kogi, K. 1998. "Development and practice of the participatory action training programme for improving working and living conditions of farmers in the Mekong Delta Area in Viet Nam", in *Journal of Science Labour*, Vol. 75, pp. 51-63.

6. Kawakami, T.; Khai, T.; Toi, L.; Sakai, K. 1993. "Workload of rice reapers in the Mekong Delta area in Viet Nam", in *Journal of Science Labour*, Vol. 69, pp. 21-29.

7. Kawakami, T.; Tong, L.; Kannitha, Y.; Tun, S. 2011. "Participatory approach to improving safety, health and working conditions in informal economy workplaces in Cambodia", in *Journal of Work*, Vol. 38, pp. 235-240.

8. Kawakami, T.; Van, V.; Theu, N.; Khai, T.; Kogi, K. 2008. "Participatory support to farmers in improving safety and health at work: Building WIND farmer volunteer networks in Viet Nam", in *Industrial Health*, Vol. 46, pp. 455-462. Available at: http://www.jniosh.go.jp/en/indu_hel/pdf/IH_46_5_455.pdf [26 Sep. 2011].

9. Khai, T.; Kawakami, T.; Toi, L.; Kogi, K. 1996. "Improving safety and health of rural sugar-cane factories in the Mekong Delta Area in Viet Nam", in *Journal of Science Labour*, Vol. 73, pp. 14-22.

10. Kogi, K. 1995. "Participatory ergonomics that builds on local solutions", in *Journal of Human Ergology*, Vol. 24, pp. 37-45.

11. —. 2006. "Low-cost risk reduction strategy for small workplaces: how can we spread good practices?", in *La Medicina del Lavoro*, Vol. 97, pp. 303-311.

12. Tong, L.; Kannitha, Y.; Vanna, C. 2007. "Participatory approaches to improving safety and health of farmers in Cambodia – Practical application of the WIND training programme", in *Asian-Pacific Newsletter on Occupational Health and Safety*, Vol. 14, pp. 56-57. Available at: http://www.ttl.fi/en/publications/electronic_journals/asian_pacific_newsletter/archives/Documents/asian_pacific_newsletter3_2007.pdf [26 Sep. 2011].

B) PAOT の手法を用いたトレーニング教材とツール

1. International Labour Office (ILO). 2002. *WISE (Work Improvements in Small Enterprises): Trainers' package* (Bangkok). Available at: http://www.ilo.org/wcmsp5/groups/public/---asia/---ro-bangkok/---sro-bangkok/documents/presentation/wcms_116062.pdf [26 Sep. 2011].

2. International Labour Office (ILO), Conditions of work and employment programme (TRAVAIL). 2009. *WISE-R action manual* (Geneva). Available at http://www.ilo.org/travail/whatwedo/instructionmaterials/lang--en/docName--WCM_041851/index.htm [26 Sep. 2011].

3. Kawakami, T. 2009. *Protecting your employees and business from pandemic human influenza: Action manual for small and medium-sized enterprises* (Bangkok, ILO). Available at: http://www.ilo.org/asia/whatwedo/publications/lang--en/docName--WCMS_101422/index.htm [26 Sep. 2011].

4. Kawakami, T.; Arphorn, S.; Ujita, Y. 2006. *WISH (Work Improvement for Safe Home): Action manual for improving safety, health and working conditions of home workers* (Bangkok, ILO). Available at: http://www.ilo.org/asia/whatwedo/publications/lang--en/docName--WCMS_099070/index.htm [26 Sep. 2011].

5. Kawakami, T.; Khai, T. 2003. *WISCON - Work Improvement in Small Construction Sites: Action checklist* (Bangkok, ILO). Available at: http://www.ilo.org/asia/whatwedo/publications/lang--en/docName--WCMS_110354/index.htm [26 Sep. 2011].

6. —. 2010. *WARM: Work Adjustment for Recycling and Managing Waste* (Bangkok,

ILO). Available at:
http://www.ilo.org/asia/whatwedo/publications/lang--en/docName--WCMS_126981/index.htm [26 Sep. 2011].

7. Kawakami, T.; Khai, T.; Kogi, K. 2005. *Work Improvement in Neighbourhood Development (WIND): Training programme on safety, health and working conditions in agriculture – Asian Version –* (Cantho, Centre for Occupational Health and Environment). Available at:
http://www.ilo.org/asia/whatwedo/publications/lang--en/docName--WCMS_099075/index.htm [26 Sep. 2011].

8. —. 2009. *Developing the WIND training programme in Asia: Participatory approaches to improving safety, health and working conditions of farmers* (Bangkok, ILO). Available at:
http://www.ilo.org/asia/whatwedo/publications/lang--en/docName--WCMS_120488/index.htm [26 Sep. 2011].

9. Kawakami, T.; Ratananakorn, L. 2009. *Protecting your health and business from avian influenza: Action manual for farmers and poultry workers* (Bangkok, ILO). Available at:
http://www.ilo.org/asia/whatwedo/publications/lang--en/docName--WCMS_101420/index.htm [26 Sep. 2011].

10. Khai, T.; Kawakami, T.; Kogi, K. 2002. *Work Improvement in Neighbourhood Development (WIND): Training programme on safety, health and working conditions in agriculture* (Cantho, Centre for Occupational Health and Environment).

11. —. 2005. *Participatory action-oriented training –PAOT programme – Trainers' manual* (Cantho, Centre for Occupational Health and Environment). Available at:
http://www.win-asia.org [26 Sep. 2011].

12. Khai, T.; Kawakami, T.; Kogi, K.; Son, N. 1996. *Ergonomic checkpoints for agricultural working and living conditions* (Cantho, Centre for Occupational Health and Environment).

13. Kogi, K.; Kawakami, T. 1999. *POSITIVE (Participation-Oriented Safety Improvement by Trade-union InitiatiVE) Programme* (Tokyo, Japan International Labour Foundation). Available at:
http://www.jilaf.or.jp/English-jilaf/genpro/positive/index.html [26 Sep. 2011].

14. Kogi, K.; Phoon, W.; Thurman, J. 1988. *Low-cost ways of improving working conditions: 100 examples from Asia* (Geneva, ILO).

15. Thurman, J.; Louzine, A.; Kogi, K. 1988. *Higher productivity and a better place to work – Practical ideas for owners and managers of small and medium-sized industrial enterprises – Trainers' manual* (Geneva, ILO).

C) 役立つ日本語の文献

日本語読者のための参考文献を下記に追加しました。

1. 吉川徹，小木和孝編：メンタルヘルスに役立つ職場ドック．労働科学研究所，2015.

2. 中央労働災害防止協会編：メンタルヘルスのための職場環境改善「職場環境改善のためのヒント集」ですすめるチェックポイント30．中央労働災害防止協会，2010.

3. 小木和孝，吉川徹：POSITIVE職場改善マニュアル．社団法人北海道勤労者安全衛生センター，2010

4. 吉川徹，吉川悦子，土屋政雄，小林由佳，島津明人，堤明純，小田切優子，小木和孝，川上憲人：科学的根拠に基づいた職場のメンタルヘルスの第一次予防のガイドライン　職場のメンタルヘルスのための職場環境改善の評価と改善に関するガイドライン．産業ストレス研究，20：135-145，2013.

5. 吉川悦子：参加型アプローチを用いた職場環境改善が職場・労働者にもたらすアウトカムに関する記述的研究．労働科学，89（2）：40-55，2013.

6. 吉川悦子：介護労働と腰痛予防　人間工学チェックポイントと介護職場における参加型職場環境改善．労働の科学，68.（7）：398-401，2013.

7. 吉川悦子：産業安全保健における参加型アプローチの概念分析．産業衛生学雑誌，55（2）：45-52，2013.

8. 小林由佳，田中三加：社員が主役！現場力を引き出す参加型職場環境改善1　製造業における参加型メンタルヘルス対策．産業看護，4（6）：558-563，2012.

9. 吉川悦子：社員が主役！現場力を引き出す参加型職場環境改善5　参加型アプローチによる職場環境改善活動の取り組み−6原則と共通事項に基づいたファシリテーターのためのトレーニング．産業看護，4（6）：581-584，2012.

10. 錦戸典子：社員が主役！現場力を引き出す参加型職場環境改善6　産業看護職の特性を活かした参加型職場環境改善支援の進め方．産業看護，4（6）：585-589，2012.

11. 吉川悦子，吉川徹：参加型アプローチを用いた職場環境改善を支えるアクションチェックリストの特徴と活用可能性．産業看護，4（3）：57-60，産業看護．2012.

12. 小木和孝：産業安全保健領域の動向と良好実践．労働科学，86（1）：1-8，2010.

13. 吉川徹，川上憲人，小木和孝，堤　明純，島津美由紀，長見まき子，島津明人：職場環境改善のためのメンタルヘルスアクションチェックリストの開発．産業衛生学雑誌，49（4）：127-142，2007.

14. 坂田和子，石橋静香，吉川徹，堤明純，小木和孝，長見まき子，織田進：医療機関におけるメンタルヘルス対策に重点をおいた参加型職場環境改善．労働科学，82（4）：192-200，2006.

［特別付録］
参加型職場環改善のためのアクションチェックリスト例

例1　職場ドック用チェックシート（心の健康づくりのためのアクションチェックリスト）

例2　作業改善アクションチェックリスト（POSITIVE トレーニング　30 項目版）

　実際の PAOT 活動で活用できるアクションチェックリスト2つを特別付録として加えています。PAOT 活動におけるアクションチェックリストの使い方については本文を参照にしてください。職場環境改善活動にさいして、付録に収録されているそれぞれのアクションチェックリストをコピーして、参加者に配布し、活用することができます。本文に述べられているように、アクションチェックリストは参加者がすでに知っている現場の良い例の指摘と改善点の提案に使えます。

　簡易的な活用方法としては、次の2通りの使い方が推奨されます。

　1つ目は、職場巡視の場面での活用です。参加者個々人にアクションチェックリストを配布して、まず巡視結果を記入してもらい、それに続いて小グループでの良い点、改善点を討議します。この討議結果を参考に職場での改善計画を作成し、実施することが勧められます。

　2つ目は、職場ドック活動で行われているように、参加者個々人に事前に配布して記入してもらい、その結果を職場単位での職場検討会の場に持ち寄って、先ほどと同様に小グループでの良い点、改善点の討議を基盤とする使い方です。この場合も、グループ討議の結果をもとにした改善計画の作成と実施にいたるまで活用することが勧められます。

　ここに挙げた2つの例は、メンタルヘルスのためのストレス一次予防の活動と職場の人間工学応用に汎用されるタイプのチェックリストです。本来アクションチェックリストは、職種や業種の特性に合わせて項目を設定することが推奨されます。その場合、問題となるすべての項目を並べるのではなく、その職場でよく用いられている良い事例に見合ったアクションを中心に少数に限定して記載してあるのが通常です。これらの項目は、現場の条件に見合った改善策を提案していくヒント集の役割を担っていますから、挙げられていない改善策をチェックリスト使用時に提案することを期待しているのです。したがって、追加項目をチェックリストの最後に自由に付け加えることができます。

職場ドック用チェックシート

職場ドックチェックシート（心の健康づくりのためのアクションチェックリスト）

　このアクションチェックリストには、働きがいがあり、よりよい仕事にとりくめる、働きやすい職場環境づくりのための改善策がとりあげられています，あなたの職場の職場環境を改善する際の参考にしてください。

【職場ドックチェックシートの使い方】

　各チェック項目について「提案しますか?」の欄にチェックを記入します。

1. その対策が不必要で、今のままでよい（対策がすでに行われているか、行う必要がない）場合は「□いいえ」に✔をつけます。
2. その対策が必要な（これから改善したい）場合は、「□はい」に✔をつけます。すでに対策が行われている場合でも、さらに改善したい場合には、「□はい」に✔をつけてください。
3. 「□はい」に✔のついた項目のうち、その対策を優先して取り上げたほうがよい項目は、「□優先する」に✔をつけてください。3－5つ選ぶとよいでしょう。
4. チェックリストを記入したら、あなたの職場で安全・健康に、快適で働きやすい職場づくりのために「役立っている良い点3つ」と「改善したい点3つ」を最後の頁に記入します
5. このチェックリストにはない項目で、自分たちの職場のチェックリストに追加したほうが良いと思う改善策がある場合は、「E. 追加項目」の欄に直接記入してください。

A　ミーティング・情報の共有化		
1	業務のスケジュールについて全員が参加するミーティングを定期的に開催します	提案しますか? □いいえ　□はい ┗□優先する
2	具体的なすすめ方や作業順序について、少人数単位または作業担当者ごとに決定できる範囲を調整します	提案しますか? □いいえ　□はい ┗□優先する
3	対応マニュアルの作成などで仕事を円滑に進めるために必要な情報を共有します	提案しますか? □いいえ　□はい ┗□優先する
4	スケジュール表や掲示板を活用し、全員に必要な情報が伝わるようにします	提案しますか? □いいえ　□はい ┗□優先する

B　ON（仕事）・OFF（休み）のバランス		
5	繁忙期やピーク時に備え、個人やチームに業務が集中しないよう前もって人員の見直しや業務量の調整をするようにします	提案しますか? □いいえ　□はい ┗□優先する

［特別付録］参加型職場環改善のためのアクションチェックリスト例　117

職場ドック用チェックシート

6	ノー残業デーなどの活用により、残業時間を減らします	提案しますか？ □いいえ　□はい ┗□優先する
7	十分な休憩時間が確保できるようにします	提案しますか？ □いいえ　□はい ┗□優先する
8	休日と休暇が確保できるよう計画的に、また、必要に応じて取れるようにします	提案しますか？ □いいえ　□はい ┗□優先する

C 仕事のしやすさ

9	各自の作業スペース、作業姿勢等を見直して、仕事をしやすくします	提案しますか？ □いいえ　□はい ┗□優先する
10	職場全体の机、キャビネット、書架等のレイアウトや動線を見直して仕事をしやすくします	提案しますか？ □いいえ　□はい ┗□優先する
11	書類や物品等の保管方法を見直して、必要なときに必要なものを、誰もがすぐ取り出せるようにします	提案しますか？ □いいえ　□はい ┗□優先する
12	安心して仕事ができるよう、ミスや事故を防ぐための工夫をします	提案しますか？ □いいえ　□はい ┗□優先する

D 執務室内環境の整備

13	冷暖房設備などの空調環境、照明などの視環境、音環境などを整え、快適なものにします	提案しますか？ □いいえ　□はい ┗□優先する
14	快適で衛生的なトイレ、更衣室とくつろげる休養室を確保します	提案しますか？ □いいえ　□はい ┗□優先する
15	職場における受動喫煙防止対策をすすめます	提案しますか？ □いいえ　□はい ┗□優先する
16	災害発生時や火災などの緊急時に対応できるよう、通路の確保や必要な訓練を行うなど、日ごろから準備を整えておきます	提案しますか？ □いいえ　□はい ┗□優先する

職場ドック用チェックシート

	E 職場内の相互支援		
17	必要な時に上司に相談したり支援を求めたりしやすいよう、コミュニケーションをとりやすい環境を整備します		提案しますか？ □いいえ　□はい ┗▶□優先する
18	同僚に相談でき、コミュニケーションがとりやすい環境を整備します		提案しますか？ □いいえ　□はい ┗▶□優先する
19	職員同士がお互いを理解し、支え合い、助け合う雰囲気が生まれるよう懇談の場を設けたり、勉強会等の機会を持つなど、相互支援を推進します		提案しますか？ □いいえ　□はい ┗▶□優先する
20	職場間の連絡調整で相互支援を推進します		提案しますか？ □いいえ　□はい ┗▶□優先する

	F 安心できる職場のしくみ		
21	こころの健康や悩み、ストレス、あるいは職場内の人間関係などについて、気がねなく相談できる窓口または体制を確保します		提案しますか？ □いいえ　□はい ┗▶□優先する
22	ストレスへの気づきや上手な対処法など、セルフケア（自己健康管理）について学ぶ機会を設けます		提案しますか？ □いいえ　□はい ┗▶□優先する
23	業務に必要な研修やスキルアップの機会を確保するようにします		提案しますか？ □いいえ　□はい ┗▶□優先する
24	救急措置や緊急時の連絡・相談の手順を全員が理解できるようにします		提案しますか？ □いいえ　□はい ┗▶□優先する

	G 追加項目		
25	（追加項目）上記以外で提案があれば加えてください		提案しますか？ □いいえ　□はい ┗▶□優先する
26	（追加項目）上記以外で提案があれば加えてください		提案しますか？ □いいえ　□はい ┗▶□優先する
27	（追加項目）上記以外で提案があれば加えてください		提案しますか？ □いいえ　□はい ┗▶□優先する

[特別付録] 参加型職場環改善のためのアクションチェックリスト例 | 119

作業改善アクションチェックリスト（POSITIVE トレーニング　30 項目版）

【作業改善アクションチェックリストの使い方】

1．チェックする職場の範囲を決めます（小規模なら一括して、大規模なら職場ごとに）。チェックを始める前に、その職場では労働者がどのように働いているかを観察します。

2．各項目について、その項目の提案が当てはまるかどうかを見ます。もしそれが既に行われていたり、不必要と思われる場合は「この改善を提案しますか」の下の「いいえ」にチェックをつけます。もしその提案を行うべきだと思う場合は「はい」にチェックをします。

3．すべての項目にチェックし終えたら、「はい」にチェックをした項目をもう一度みます。そのうち、重要と思われるものをいくつか選んで「優先」にチェックをつけます。

4．チェックリストにある項目以外でも、よい点、改善提案をみつけたら、「G　追加項目」に書きとめてください。

A　保管と移動

1	移動しやすい通路を確保し、明示します。	この改善を提案しますか？　□いいえ　□はい　→□優先
2	作業場に多段型の収納棚や収納ラックを設けます。	この改善を提案しますか？　□いいえ　□はい　→□優先
3	それぞれの工具には、決められた保管場所を設けます。	この改善を提案しますか？　□いいえ　□はい　→□優先
4	移動には、用途に合った台車を使います。	この改善を提案しますか？　□いいえ　□はい　→□優先
5	キャスター付きの収納ラックを使います。	この改善を提案しますか？　□いいえ　□はい　→□優先
6	重量物の移動には、リフター・ホイスト・ローラーなどの装置を使います。	この改善を提案しますか？　□いいえ　□はい　→□優先

B　ワークステーション

| 7 | ひじの高さで作業できるように、作業面の高さを調節します（小柄の人には足台を、大柄の人には補助台を用いるなどします）。 | この改善を提案しますか？　□いいえ　□はい　→□優先 |
| 8 | よく使う材料、工具、操作盤は手の届く範囲に置きます。 | この改善を提案しますか？　□いいえ　□はい　→□優先 |

9	万力、治具などを用いて作業対象物をしっかり固定します。		この改善を提案しますか？ □いいえ　□はい ⮡□優先
10	同じ場所で繰り返して使う工具は吊り下げ式にします。		この改善を提案しますか？ □いいえ　□はい ⮡□優先
11	よい背もたれつきの適切な高さのイスを備えます。		この改善を提案しますか？ □いいえ　□はい ⮡□優先
12	表示・操作盤が、容易に識別できるようにラベルをつけ、色分けします。		この改善を提案しますか？ □いいえ　□はい ⮡□優先

C　機械の安全

13	機械の危険な部分には、ガードを取り付けます。		この改善を提案しますか？ □いいえ　□はい ⮡□優先
14	作業者の手を守るために、安全装置を使います。		この改善を提案しますか？ □いいえ　□はい ⮡□優先
15	機械の保守、点検の手続きを決めて実行します。		この改善を提案しますか？ □いいえ　□はい ⮡□優先
16	配線、スイッチ、配電盤が安全であることを確かめます。		この改善を提案しますか？ □いいえ　□はい ⮡□優先
17	非常停止スイッチは、はっきり見やすいように表示します。		この改善を提案しますか？ □いいえ　□はい ⮡□優先

D　作業場環境

18	高窓、天窓による自然光を活用します。		この改善を提案しますか？ □いいえ　□はい ⮡□優先
19	全体照明、局所照明を使い、充分な明るさを確保します。		この改善を提案しますか？ □いいえ　□はい ⮡□優先
20	自然の通風を利用するか、換気扇などを使い、適切な換気を確保します。		この改善を提案しますか？ □いいえ　□はい ⮡□優先
21	必要に応じて、局所排気装置を使います。		この改善を提案しますか？ □いいえ　□はい ⮡□優先

[特別付録] 参加型職場環境改善のためのアクションチェックリスト例 | 121

22	粉じん、有害化学物質、騒音、高熱などの発生源を隔離するか、密閉または遮へいします。		この改善を提案しますか？ □いいえ　□はい ┗□優先
23	有害化学物質は密閉容器で保管し、ラベルで表示します。		この改善を提案しますか？ □いいえ　□はい ┗□優先

E　休養衛生施設

24	安全な飲み水を作業場の近くに備えます。		この改善を提案しますか？ □いいえ　□はい ┗□優先
25	清潔なトイレ、手洗い設備を作業場の近くに整備します。		この改善を提案しますか？ □いいえ　□はい ┗□優先
26	衛生的な休憩場所と食事場所を設けます。		この改善を提案しますか？ □いいえ　□はい ┗□優先
27	救急箱を設置、表示して、応急手当ての訓練を受けた人を確保します。		この改善を提案しますか？ □いいえ　□はい ┗□優先
28	きつい作業・安全確保が重要な作業には、休憩時間を設けます。		この改善を提案しますか？ □いいえ　□はい ┗□優先

F　環境保護

29	廃棄物は分別回収し、リサイクルをすすめます。		この改善を提案しますか？ □いいえ　□はい ┗□優先
30	有害廃棄物は区別して保管し、適切に処理します。		この改善を提案しますか？ □いいえ　□はい ┗□優先

G　追加項目

31			この改善を提案しますか？ □いいえ　□はい ┗□優先
32			この改善を提案しますか？ □いいえ　□はい ┗□優先
33			この改善を提案しますか？ □いいえ　□はい ┗□優先

訳者

吉川 悦子（よしかわ えつこ）　東京有明医療大学 看護学部 講師
　　　　　　　　　　　　　公益財団法人大原記念労働科学研究所 特別研究員

小木 和孝（こぎ かずたか）　公益財団法人大原記念労働科学研究所 主管研究員
　　　　　　　　　　　　　元 ILO 労働条件環境局長

仲尾 豊樹（なかお とよき）　NPO 法人東京労働安全衛生センター

辻裏 佳子（つじうら よしこ）　福井県立大学 看護福祉学部 助教

吉川　徹（よしかわ とおる）　独立行政法人労働者健康安全機構 労働安全衛生総
　　　　　　　　　　　　　合研究所 上席研究員

これでできる参加型職場環境改善

2016 年 6 月 10 日発行

著　者	トン・タット・カイ，川上　剛，小木 和孝
訳　者	吉川 悦子，小木 和孝，仲尾 豊樹，辻裏 佳子，吉川　徹
発行者	酒井 一博
発行所	公益財団法人 大原記念労働科学研究所
	郵便番号 151-0051
	東京都渋谷区千駄ヶ谷 1 - 1 - 12 桜美林大学内 3 F
	電話　03-6447-1330（代）03-6447-1435（事業部）
	FAX　03-6447-1436
	URL　http://www.isl.or.jp
印刷所	亜細亜印刷株式会社

© 2016 The Ohara Memorial Institute for Science of Labour, Printed in Japan
ISBN 978-4-89760-331-5 C3047
落丁・乱丁本はお取り替えいたします。